KNAUR
MENSSANA

Dr. med. Carsten Lekutat

GESUNDHEIT FÜR FAULE

MACH NICHT VIEL, MACH ES RICHTIG

KNAUR
MENSSANA

Disclaimer: Die in diesem Buch vorgestellten Empfehlungen wurden vom Autor und dem Verlag sorgfältig geprüft und haben sich in der Praxis bewährt. Dennoch kann keine Garantie für das Ergebnis übernommen werden. Der Verlag und der Autor schließen jegliche Haftung für Gesundheits- und Personenschäden aus.

Besuchen Sie uns im Internet:
www.mens-sana.de

Aus Verantwortung für die Umwelt hat sich die Verlagsgruppe Droemer Knaur zu einer nachhaltigen Buchproduktion verpflichtet. Der bewusste Umgang mit unseren Ressourcen, der Schutz unseres Klimas und der Natur gehören zu unseren obersten Unternehmenszielen. Gemeinsam mit unseren Partnern und Lieferanten setzen wir uns für eine klimaneutrale Buchproduktion ein, die den Erwerb von Klimazertifikaten zur Kompensation des CO_2-Ausstoßes einschließt. Weitere Informationen finden Sie unter: www.klimaneutralerverlag.de

MIX
Papier aus verantwortungsvollen Quellen
FSC® C043106

Originalausgabe 2021

Ein Imprint der Verlagsgruppe
Droemer Knaur GmbH & Co. KG, München

Redaktion: Anke Schenker
Covergestaltung: ZERO Werbeagentur, München
Coverabbildung: © Anne Hufnagl
S. 12, 116 Anne Hufnagl; S. 57 Natascha Römer nach Warburton DER, Bredin SSD. *Reflections on Physical Activity and Health: What Should We Recommend?* Can J Cardiol [Internet]. 2016;32(4):495–504.;
S. 58 Natascha Römer nach Strasser B., Burtscher M. *Survival of the fittest: VO2max, a key predictor of longevity.* Front Biosci Landmark Ed. 2018; 23:1505–1516. Published 2018 Mar 1. doi:10.2741/4657;
S. 126 Natascha Römer nach https://www.nature.com/articles/s41598-018-36269-4;
S. 138 Natascha Römer nach https://pubmed.ncbi.nlm.nih.gov/?term=mindfullnes;
S. 140 Natascha Römer
Alle Übungs-Illustrationen von Natascha Römer
Satz: Adobe InDesign im Verlag
Druck und Bindung: Grafisches Centrum Cuno GmbH & Co. KG, Calbe
ISBN 978-3-426-65885-7

6 5 4 3 2

Inhalt

Einführung

Hallo, lieber fauler Mensch, schön, dass Sie dieses Buch in die Hand genommen haben. So faul sind Sie dann anscheinend doch nicht. Jetzt sind wir also schon mal zwei Menschen, die sich als *faul* bekennen – Sie und ich. Das ist schön – damit lässt sich arbeiten.

Ich darf mich kurz vorstellen: Mein Name ist Dr. Carsten Lekutat und ich bin nicht nur Arzt und Autor dieses Buches, sondern auch der Typ auf dem Cover. Und wer sind Sie? Ich glaube, ich habe Sie bereits jetzt schon ein wenig durchschaut. Geben Sie es ruhig zu: Eigentlich haben Sie dieses Buch nur in die Hand genommen, weil es Sie interessiert, wieso dieser Typ im Arztkittel süffisant grinsend auf einer Wiese liegt und gleichzeitig behauptet, man könnte beides sein: *faul* und *gesund!* Oder Sie fanden das Buch interessant, weil Sie mich aus dem Fernsehen kennen und nun verblüfft sind, dass ich nicht nur Gesundheitssendungen moderiere, sondern anscheinend auch die Sonne genieße.

Und nun fragen Sie sich sicherlich, ob das auch nur wieder so ein Marketing-Gag ist, um Ihnen das Geld aus der Tasche zu ziehen. Ob Sie auf den nächsten Seiten nur wieder alte Wahrheiten in neuen Worten zu lesen bekommen. So etwas wie: Nehmen Sie die Treppe statt den Fahrstuhl. Oder: Atmen Sie einmal am Tag gut durch, das tut der Lunge doch so gut.

Nein, ich verspreche Ihnen, es geht nicht um Kuschel-Wohlfühl-Ponyhof-Medizin.

»Bleib so, wie du bist, aber Hauptsache du stehst zu dir selbst!« – diese und andere »Wahrheiten« wollten uns die Talkshows der 90er-Jahre des letzten Jahrhunderts verkaufen. Wahrheiten, die eins nicht sind: wahr! Es ist nicht gesund, wenn man übergewichtig ist, auch nicht, wenn man sich dabei noch wohlfühlen will.

Gesundheit für Faule heißt nicht, dass alles so bleiben soll, wie es ist. Dafür bräuchten Sie kein Buch. Um Ihre eigene Meinung bestätigt zu bekommen, gehen Sie lieber auf Instagram oder schauen sich YouTube-Videos von Katzen an. Das tut vielleicht gut, hält uns aber leider nicht gesund. *Gesundheit für Faule* beschreibt den Weg, unser Verhalten so zu gestalten, dass in unserem Körper positive Veränderungen stattfinden, dabei aber nicht mehr Aufwand zu betreiben, als unbedingt notwendig ist.

Wir alle haben viel zu tun, aber nur begrenzt Zeit. Diese Tatsache ist in den letzten Jahren des Optimierungswahns ein wenig aus unserem Blick geraten. Die Begeisterung, was in der heutigen Zeit alles möglich ist, hat uns einfach mitgerissen, aber allerdings auch vergessen lassen, dass Selbstoptimierung vor allem eins bedeuten kann: puren Stress! Wenn ich aussehen möchte wie Social-Media-Influencer, aber in meinem Alltag ungephotoshopt und ohne Instagram-Filter zur Arbeit gehen muss, kann ich nur enttäuscht werden. Wenn ich auf meiner abendlichen Joggingrunde durch den Park von einem anderen Läufer spielend überholt werde, während ich mir schwer atmend die Schweißperlen von der Stirn wische, dann führt das zu Frust. Ganz gleich, ob der andere vielleicht zwanzig Jahre jünger ist als ich und nur einen Kilometer hinter sich hat, während ich schon seit einer Stunde meine Runden um den Teich drehe.

Wer vergleicht, verliert. Und heutzutage vergleichen wir uns nicht nur mit anderen. Wir vergleichen uns auch mit virtuellen Gegnern und – das Allerschlimmste – wir vergleichen uns mit uns selbst. Mit unserem früheren *Ich* und damit, wie wir gerne wären.

Optimieren ist gut, Optimierungswahn ist hingegen schlecht. Denn in unserem Leben geht es nicht nur darum, alles richtig zu machen. Im Gegenteil: Leben bedeutet, Fehler zu machen und aus ihnen zu lernen. Leben bedeutet, nicht nur den geraden Weg zu gehen, sondern auch Umwege, wenn sie interessanter erscheinen. Das Ziel kann nicht lauten, die gesündeste Leiche auf dem Friedhof zu sein, sondern unser Leben selbstbestimmt und voller Kraft aktiv zu führen.

Für Kraft und Aktivität brauchen wir sie halt, unsere Gesundheit. Aber ich habe gute Nachrichten für Sie: Vieles an unserer Gesundheit haben wir selbst in der Hand. Und wir brauchen gar nicht mal so viel dafür zu tun, wie Sie vielleicht glauben. Es geht nämlich nicht um mehr und immer mehr davon, sondern darum, genau das Richtige zu tun. In der richtigen Menge. Statt größer, weiter und höher geht es eher um richtiger, gezielter und individueller. Vorbei sind endlose Trainingseinheiten im Fitnessstudio. Vorbei die mehrtägigen Entspannungsseminare für Hunderte von Euros. Ab heute gilt es, gezielt und klug zu handeln, denn wir Faulen wissen: Wir wollen faul bleiben. Und das Schöne ist: Wir dürfen es sogar.

Lassen Sie uns gemeinsam einen Blick werfen auf das, was unsere Gesundheit am meisten beeinflussen kann, nämlich die richtige Balance zwischen Anspannung und Entspannung. Lassen Sie uns unseren Körper ein wenig aus der Balance bringen, damit er sich anzupassen lernt und sein eigenes individuelles Gleichgewicht findet. Lassen Sie uns gemeinsam faul sein und nur das machen, was wirklich nötig ist.

Vorweg aber einige kurze Bemerkungen: Zum einen ist die Medizin eine Wissenschaft im Fluss und ändert sich ständig. Auch wenn ich sehr sorgfältig recherchiert habe, kann es sein, dass bereits einen Tag nach Druck dieses Buches schon wieder alles anders ist. Zum anderen gibt es endlos viele schlauere Experten, als ich es bin, und die haben auch andere Meinungen. Deshalb eine Bitte an Sie: Lassen Sie sich von mir inspirieren, aber glauben Sie mir nicht alles – das mache ich nicht mal selber. Wir sollten nämlich nicht alles glauben, was wir denken.

Wenn Sie Übungen aus diesem Buch durchführen wollen, dann sprechen Sie zunächst erst mal mit Ihrem Hausarzt. Der kennt Sie nämlich besser als ich und weiß, was Sie sich zumuten dürfen. Gerade wenn es ans Eingemachte geht und ich Sie außer Atem bringen möchte, sollten Sie sich vorher ärztlich durchchecken lassen. Dieses Buch ist zwar von einem Arzt geschrieben, ersetzt aber keinen Arzt und keine individuelle Beratung.

Und zu guter Letzt: Aus Gedanken werden Worte und aus Worten werden Taten. Gedanken und Worte gestalten unser Gehirn und unsere Persönlichkeit. Daher verzeihen Sie mir bitte, dass ich in diesem Buch ständig die männliche Form der Sprache verwende, aber sonst wäre vieles unlesbar geworden. Ich habe alle anderen Geschlechter genauso im Blick und hoffe, dass sich alle gleichermaßen angesprochen fühlen. Denn uns Faule gibt es in allen Geschlechtern und Persönlichkeiten. Überall auf der Welt.

Und nun lassen Sie uns endlich einsteigen in *Gesundheit für Faule*.

Ihr Dr. Carsten Lekutat

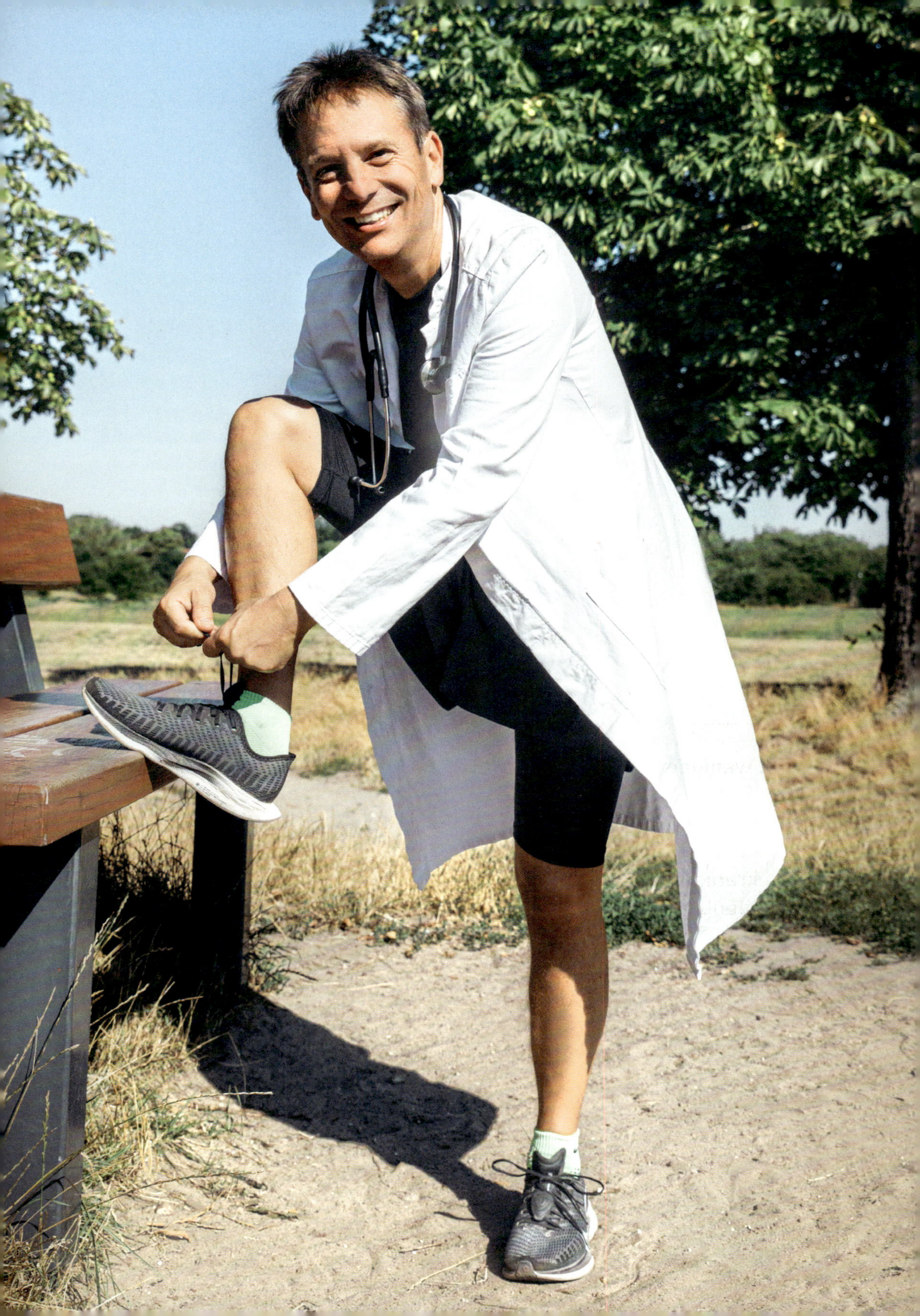

1 Teil

Der Körper

Mit wenigen, aber gezielten Übungen halten Sie Ihren Körper in Form. Sie bekämpfen nicht nur Bluthochdruck, Diabetes, Übergewicht, Gelenk- und Rückenschmerzen, sondern senken auch Ihr Risiko für Herzinfarkt, Schlaganfall, Infektionskrankheiten und verlängern sogar Ihr Leben. Und ganz nebenbei werden Sie merken, dass Sie weniger müde und dafür leistungsfähiger sind.

Und wenn andere Sie fragen: »Warum siehst du in letzter Zeit so gesund aus?«, dann antworten Sie einfach: »Ich habe die Lizenz zum Faulsein!«

1 Wie mir ein Marathon zeigte, dass ich eigentlich ein fauler Mensch bin

Es fing mit einem leichten Schmerz im rechten Oberschenkel an. So etwas hatte ich seit Jahren nicht mehr in dieser Form gespürt. Also einfach ignorieren, dachte ich mir. Als Läufer ist man es gewohnt, dass beim Laufen immer mal wieder etwas wehtut. Ich blieb kurz am Rand der Straße stehen und tat so, als würde ich mir meine Schnürsenkel zubinden. Bloß keine Schwäche zeigen. Die anderen Läufer nahmen mich aber nicht einmal zur Kenntnis. Gerade einmal 15 km hatte ich hinter mich gebracht, weitere 27 km lagen noch vor mir. Es war mein zweiter Marathon und ich musste zugeben: Ich fühlte mich dabei nicht gut.

Während ich meine Schuhe zuband, dachte ich an all die motivierenden Sprüche, die ich in so vielen Lauf- und Fitnessbüchern gelesen hatte. »Der Schmerz geht, der Erfolg bleibt« war einer dieser Sprüche, »Schweiß ist Schwäche, die den Körper verlässt« ein anderer. Heute fiel es mir aber schwer, mich von diesen leeren Worthülsen antreiben zu lassen.

Mit dem Laufen hatte ich bereits vor vielen Jahren begonnen. Ich muss so Mitte zwanzig gewesen sein, ein junger Assistenzarzt an der Berliner Charité, als ich mir vornahm, etwas für meine eigene Gesundheit tun und mich nicht nur um die Gesundheit meiner Patienten zu kümmern. Also begann ich damals mit dem Laufen. Laufen ist ein preiswerter Sport, mehr als ein paar gute Schuhe benötigt man nicht. Und vor allem konnte ich es alleine machen, ohne mich mit anderen verabreden oder Termine einhalten zu müssen, was mir in meinem Schichtdienst damals sehr schwergefallen wäre.

Ich erinnere mich: Auch damals fiel mir das Laufen schwer. Unglaublich, wie anstrengend es ist, sich zügig auf den eigenen Beinen fortzubewegen. Irgendwann, nach nur wenigen Monaten, holte mich der Arbeitsalltag ein und meine Läufe wurden immer weniger. Ich wechselte als Assistenzarzt von der Klinik in eine Praxis und fing an, langsam an Gewicht zuzunehmen. Je schwerer ich wurde, desto weniger Lust hatte ich auf meine tägliche Joggingrunde. Und auch auf andere Sportarten hatte ich keine Lust. Hier und da ein wenig Tennis oder ein bisschen Planschen im Freibad – Sport konnte man das wirklich nicht nennen. Viele Jahre später und 23 kg schwerer habe ich dann langsam wieder mit dem Lauftraining begonnen. Zunächst gehend, dann mit Nordic-Walking-Stöcken und später dann sogar leicht trabend.

Laufen ist anstrengend – das musste ich mehr als einmal spüren. Aber heute, beim Berlin-Marathon, war das anders. Das war nicht nur anstrengend, das war extrem erschöpfend. Der leichte Schmerz in meinem Oberschenkel wurde von Minute zu Minute stärker und breitete sich aus. Meine Muskeln fühlten sich leer an und nach einiger Zeit merkte ich sogar, dass ich mehr atmete als sonst beim Training. Was war los? Warum lief dieser Marathon nicht wie der Marathon im letzten Jahr? Den konnte ich relativ beschwerdefrei absolvieren. 42 km sind zwar lang, wenn man sie aber langsam läuft, sind sie mit etwas Training auch als mittelmäßiger »ambitionierter Fauler« durchaus machbar.

Ich lief also weiter und versuchte meine zunehmende Schwäche zu ignorieren. Bei der Halbmarathonmarke kam mir das erste Mal der Gedanke, den Lauf abzubrechen. Beim Berlin-Marathon stehen allerdings über die ganze Strecke verteilt Tausende Zuschauer, die einen anfeuern und schamlos belügen: »Carsten, du siehst gut aus! Weiter so!«, riefen sie mir zu. Den Gedanken, dass sie mich als TV-Arzt aus dem Fernsehen erkannt hätten, verwarf ich sofort. So berühmt bin ich nicht. Aber mein Vorname stand in großen Buchstaben auf meiner Startnummer, wie bei allen anderen Teilnehmern, gut sichtbar für die Zuschauer. Ich wusste, dass ich nicht gut aussah, wollte aber trotzdem die Lüge der Zuschauer glauben.

Jetzt abbrechen? Nein, das kam nicht infrage. Bei der nächsten Versorgungsstation griff ich in die Schale mit den Bananen und nahm gleich mehrere Becher gesüßten Tee zu mir. Zucker! Ich brauchte Zucker! Zucker ist Energie, und die fehlte mir jetzt. Meine Sportuhr am Handgelenk zeigte, dass ich viel zu langsam unterwegs war. Aber egal, Hauptsache vorwärts, dachte ich.

Die Kilometer schlichen dahin. Es dauerte ewig, bis die nächste Versorgungsstation kam. Wieder Bananen, wieder Tee. Irgendwie kam der Zucker aber weder in meinen Muskeln noch in meinem Gehirn an. Was war los? Die sogenannte »Wand«, gegen die ein Marathonläufer stößt, tritt erst nach ungefähr 30 km auf. Ich hatte gerade einmal 25 km hinter mich gebracht. Die »Wand« – auch »der Mann mit dem Hammer« genannt – ist die spürbare Umstellung des Stoffwechsels von Kohlenhydratverbrennung auf die Verbrennung von Fetten. Bei einer längeren Belastung sind die Kohlenhydratspeicher irgendwann verbraucht und der Körper muss auf andere Energiequellen zurückgreifen. Dann werden unsere Fettreserven genutzt, die nahezu unerschöpflich sind. Der Langstreckenläufer spürt das allerdings als Leistungseinbruch, da der Stoffwechsel aus den Fettsäuren anders funktioniert als der Stoffwechsel aus Kohlenhydraten. Dieser Prozess setzt nach ungefähr 30 km Langstreckenlauf ein und es fühlt sich an, als werde mit einem Mal die gesamte Kraft aus dem Körper gezogen. Nach einem guten Marathontraining weiß man allerdings, wie sich so etwas anfühlt, und erwartet diese Wand – und macht dann einfach weiter.

Auch ich hatte mit der Wand gerechnet, aber erst nach 30 km. Heute hatte ich das Gefühl der Wand bereits nach 15 km! Und auch das Auffüllen der Kohlenhydrate mit Tee und Bananen schien nichts zu bewirken. Hatte ich mich einfach überschätzt?

Die Dosis macht das Gift, so ist es auch bei Sport und Bewegung. Menschen, die ihr halbes Leben auf der Couch verbringen, sterben früher als Menschen, die einen aktiven Lebensstil führen. Das einfache Aufstehen und einige Schritte gehen hat eine unglaubliche Wirkung auf unsere Gesundheit, unser Wohlbefinden und auf unsere Lebenserwartung. Wenn es eine Pille gäbe, die Sport und Bewegung simulieren könnte, wären viele Probleme der westlichen Gesellschaft auf einmal gelöst. Die meisten Alltagserkrankungen könnten mit der richtigen Menge an Bewegung verbessert oder sogar geheilt werden. Und ich spreche nicht nur von der Zuckerkrankheit oder Herz-Kreislauf-Erkrankungen. Arthrose, Osteoporose, viele Krebserkrankungen, aber auch Depressionen, Immunsystemstörungen und sogar Hauterkrankungen lassen sich durch das richtige Maß an Aktivität beeinflussen.

Das richtige Maß! War dieser Marathon einfach zu viel für mich? Wollte ich zu viel des Guten und alles auf einmal? Letztes Jahr lief es doch so gut, was war dieses Jahr anders? Meine Schritte wurden immer schwerer und standen im krassen Gegensatz zu den Rufen der Zuschauer. »Jawoll, Carsten! Bald hast du's geschafft! Weiter so!« Auch gut gemeinte Lügen sind letztendlich Lügen. Ich hatte noch weitere 10 km vor mir und das erste Mal in meinem Leben das Gefühl, ich müsste sterben.

Abbrechen wäre die einzig vernünftige Entscheidung in dieser Situation gewesen, aber mein Gehirn funktionierte nicht mehr so, wie man es von einem rational denkenden Menschen erwarten würde. Auch dort kam einfach zu wenig Energie an, um klare Gedanken fassen zu können. Also lief ich weiter wie ein schlecht geölter Roboter, dessen Solarzelle schon seit Tagen keine Sonne mehr gesehen hatte.

Metformin. Dieses Wort tauchte plötzlich vor meinem geistigen Auge auf. Metformin, ein Medikament zur Behandlung der Zuckerkrankheit. Aber diese Pille ist wahrscheinlich nicht nur bei Diabetes sinnvoll. In den letzten Jahren haben mehrere wissenschaftliche Studien herausgefunden, dass Metformin unser Leben verlängern könnte. Zumindest wenn man eine Maus ist. Mäuse leben nämlich länger und sind insgesamt gesünder, wenn man ihrem Futter dieses Zuckermedikament beifügt – auch wenn sie nicht zuckerkrank sind. Bei Menschen fand man ähnliche hoffnungsvolle Hinweise. Diabetiker, die Metformin einnehmen, haben verglichen mit Menschen, die kein Metformin einnehmen, weniger häufig bösartige Tumore.

Das muss man sich einmal auf der Zunge zergehen lassen: Ein Mensch mit einer chronischen Erkrankung wie Diabetes hat durch die Behandlung dieser Erkrankung einen Vorteil gegenüber gesunden Menschen. Man senkt durch die Medikamenteneinnahme sein Risiko nicht nur auf das Niveau von Menschen ohne Zuckerkrankheit, sondern stellt ihn sogar besser als gesunde Vergleichspersonen. Und das betrifft eine Krankheit, die gar nichts mit der Entwicklung des Medikamentes zu tun hat: Krebs!

Könnte es sein, dass Menschen durch die Einnahme von Metformin, ebenso wie Labormäuse, länger leben? Anti-Aging-Mediziner glauben genau das und haben angefangen, Metformin genauer zu untersuchen. Zunächst an Mäusen, dann an Hunden und zuletzt auch an Menschen. Endgültige Ergebnisse stehen noch aus, aber die ersten Erfolge sind bereits deutlich: Es wirkt!

Als Mensch, der sich gerne selbst optimieren möchte, fasste ich vor einigen Wochen einen Entschluss: Ich wollte nicht auf die endgültigen Studienergebnisse warten, also begann ich mit der vorsichtigen Einnahme von Metformin, obwohl ich nicht an Diabetes litt. Ich vertrug es hervorragend. Keine Blähungen, keine übermäßigen Schwankungen meines Blutzuckerstoffwechsels. Ich verlor sogar 2 kg Körpergewicht, was mir sehr gefiel. Nun, bei Kilometer 35 des Marathons fiel es mir aber wie Schuppen von den Augen: Ich hatte heute Morgen Metformin genommen, wie jeden Tag. Da dieses Medikament tief in den Energie-Stoffwechsel des Menschen eingreift, könnte es durchaus dafür verantwortlich sein, wie ich mich gerade fühle, dachte ich mir.

Metformin behindert die Aufnahme von Kohlenhydraten durch den Magen-Darm-Trakt. Mein getrunkener süßer Tee und die gegessenen Bananen kamen also gar nicht in meinem Stoffwechsel an! Und Metformin verhindert die Energiebereitstellung aus der Milchsäure unserer Muskulatur. Ich konnte also auf die gespeicherte Energie in meinem Körper nicht mehr vernünftig zugreifen. Daher die Muskelschwäche bereits nach einigen Kilometern, daher die Luftnot, daher mein Gefühl zu sterben.

Aber so kurz vor dem Ziel abzubrechen, kam für mich dann doch nicht infrage. Ich schleifte mich mehr, als ich rannte, in Richtung Brandenburger Tor. Ich wurde mehrfach von laufenden Würstchen, Bären und einem Menschen, der eine Ananas auf dem Kopf balancierte, überholt. Nein, ich halluzinierte nicht. Der Berlin-Marathon ist wie eine Party, und die Läufer lassen sich viele witzige und verrückte Sachen einfallen, um aufzufallen. Wenn man aber einmal im Leben von einem laufenden Hotdog überholt wurde, weiß man, dass man ganz unten in seiner Läuferkarriere angekommen ist. Aber das war mir egal, Hauptsache, auf den eigenen Füßen in das Ziel kommen.

Ich brauchte an diesem Tag deutlich länger als sechs Stunden, um den Marathon zu beenden. Vier Stunden hatte ich mir vorgenommen. Ich verbrachte den gesamten Nachmittag und den Abend auf der Couch und versuchte, irgendwie Energie in mich reinzufüllen. Tee, Saft, Cola, Schokolade, Kekse, Bananen, Äpfel. Nichts half. Am Abend hatte ich zweieinhalb Kilo zugenommen – nur Wasser, das wusste ich. Aber es fühlte sich überhaupt nicht gut an. Auch wollte sich mein Atem gar nicht mehr beruhigen. Azidose! Die Übersäuerung des Körpers aufgrund einer Entgleisung des Stoffwechsels. Als Arzt hätte ich mich am liebsten selbst geohrfeigt. War ich doof! Wie kann man versuchen, einen Marathon zu laufen, während man mit einem hochwirksamen Medikament in seinem eigenen Stoffwechsel herumpfuscht?

Während ich noch schwer atmend und Cola trinkend auf der Couch lag, forschte ich im Internet über Leistungssport und Metformin nach. In der Tat beschrieb die Literatur mehrere Todesfälle in diesem Zusammenhang. Ich hatte einfach Glück gehabt. Aber an diesem Tag ist mir wieder einmal klar geworden, wie wichtig der kluge Umgang mit Sport und Bewegung ist, damit Aktivität die volle gesundheitliche Wirkung entfalten kann und nicht selbst zu einem eigenen Risiko für Krankheit wird.

Wie mit jeder Therapie in der Medizin kommt es auch hier auf die richtige Dosierung an. Es gibt eine minimale Dosis, bei der gerade die gesundheitlichen Vorteile beginnen. Es gibt eine optimale Dosis, bei der wir bezogen auf den Aufwand besonders viel Nutzen herausschlagen können. Und es gibt eine Überdosis, bei der Sport und Bewegung mehr Schaden als Nutzen bringen. Diese individuelle Dosis zu finden, ist eine Kunst und entscheidet nicht nur über die gesundheitliche Wirkung von Aktivität, sondern auch, ob wir unser gesetztes Fitnessziel erreichen und lange Zeit hinweg durchhalten können.

Jedem Sportarzt ist klar, dass ein Marathonlauf nicht gesund ist. Das Training für einen Marathon allerdings schon. Die Dosis macht's. Aber müssen wir tatsächlich alle das Ziel haben, einen Marathon oder sogar einen Ultramarathon zu laufen? Müssen wir alle zum Triathleten werden, um unserer Gesundheit möglichst viel Gutes zu tun? Können wir unsere Fitness bis ins Alter nur erhalten, wenn wir jeden Tag Yoga machen oder uns die Laufschuhe anziehen? Was ist die richtige Dosis und wie kann ich mich motivieren, ein Leben lang mit Freude genau diese Dosis an Aktivität zu halten? Welche Formen von Bewegung sind optimal, um mit möglichst wenig Zeitaufwand den Stoffwechsel zu verbessern, viele Zivilisationskrankheiten günstig zu beeinflussen und vielleicht sogar etwas länger zu leben?

Eins ist klar: Die meisten von uns – ich inklusive – sind faul. O. k., vielleicht nicht wirklich faul, aber wir haben im Leben einfach viel zu tun. Wir müssen arbeiten, wir müssen lernen, Kinder erziehen, uns um unsere alten Eltern kümmern, die Freizeit genießen, reisen, lesen … Sport ist nur eine unserer vielfältigen Aufgaben. Sport kann aber Freude machen und so viel für uns tun – viel mehr, als es eine Pille wie Metformin jemals könnte.

Optimieren Sie Ihren Körper und Ihre Gesundheit, indem Sie Aktivität zielgerichtet in Ihren Alltag einführen. Genießen Sie die Gesundheit für Faule!

2 Die Erkenntnis, dass ich eigentlich ein Tierarzt bin, der nur eine einzige Tierart behandelt: Schweinehunde

In der Sprechstunde für Faule

»Schauen Sie mal, meine Werte«, sagte mein Patient und schob mir ein Blatt Papier zu, auf dem er akribisch alle Blutdruckwerte der letzten Wochen notiert hatte. Er schaute mich besorgt an, als würde er von mir einen Sturm der Entrüstung erwarten. Und in der Tat waren auf dem Papier viele erhöhte Blutdruckwerte zu lesen, die ihm sicherlich Sorgen machten. Aber vielleicht hatte mein Patient auch ein ganz klein wenig schlechtes Gewissen. Schließlich hatte er in den letzten Jahren ziemlich an Gewicht zugelegt: 160 kg wog er inzwischen bei 1,80 m Körpergröße – ganz schön moppelig.

DER FAULE TIPP FÜR ZWISCHENDURCH

Unser Körpergewicht spielt eine Schlüsselrolle

Eine der effektivsten Methoden, die Gesundheit zu erhöhen, ist, für ein normales Körpergewicht zu sorgen. Auch wenn wir verschiedene Ernährungsformen bezüglich ihrer Auswirkungen auf die Gesundheit und das Wohlbefinden vergleichen, kommt am Ende fast immer das Gleiche heraus: Übergewicht ist das größte ernährungsbezogene Risiko für unsere Gesundheit unabhängig davon, ob wir Veganer oder Low-Carb-Fanatiker sind.

Natürlich weiß auch mein Patient, dass ein erhöhter Blutdruck viele Folgeerkrankungen nach sich ziehen kann: Herzinfarkt, Schlaganfall, Nierenerkrankungen. Krankheiten, wegen denen man zu Recht besorgt sein darf. Und da sich sein Blutdruck in den letzten Wochen verschlechtert hatte, suchte er nun meinen Rat.

Ich schaute nachdenklich auf seine Werte und auf seine Medikamentenliste. Ich war überrascht, wie viele unterschiedliche Präparate er gleichzeitig gegen seinen Bluthochdruck einnahm. Nun muss man wissen, dass es medizinisch durchaus Sinn machen kann, Bluthochdruck gleichzeitig mit verschiedenen Medikamenten zu behandeln. In der Regel ist das sogar besser, als nur ein einziges Medikament in einer sehr hohen Dosis zu geben. Mit diesem therapeutischen Ansatz orientieren wir uns letztendlich an der Natur. Auch in einem Apfel findet man nicht eine riesengroße Menge eines einzigen Vitamins, sondern ein ausgewogenes Verhältnis verschiedener Vitamine und Nährstoffe, die sich gegenseitig sogar ergänzen und unterstützen. Daher ist ein Apfel für die Ernährung auch immer sinnvoller als eine Vitamintablette und die Natur ein gutes Vorbild für die ärztliche Behandlung.

WAS WIR FAULE UNS MERKEN SOLLTEN

Ein Apfel macht den Unterschied

Wenn Sie für die Gesundheitsvorsorge die Wahl zwischen einem Apfel und einer Vitamintablette haben, wählen Sie den Apfel. Auch wenn die Tablette für uns Faule reizvoll erscheint, ist der Apfel immer die bessere Lösung.

Bei meinem übergewichtigen Patienten war in Bezug auf die Kombination von Bluthochdruckmedikamenten allerdings schon fast das obere Ende der Fahnenstange erreicht. Wir schauten uns an und überlegten gemeinsam, wie denn nun weiter vorzugehen wäre. Sollten wir ein weiteres Medikament hinzufügen? Sollten wir die Maximaldosen der bereits eingenommenen Medikamente erhöhen?

Ich muss zugeben, auch als Arzt ist es teilweise schwer, den Elefanten im Raum anzusprechen, den alle sehen, über den aber keiner wirklich sprechen möchte. Bei meinem Patienten war der Elefant genauso übergewichtig wie er selbst.

Die längste Strecke der Welt: die Strecke zwischen Bauch und Kopf

Ich nahm also all meinen Mut zusammen. Ich versuchte nicht lange um den heißen Brei herumzureden und sagte: »Sie sind zu schwer! Nehmen Sie ab, dann geht Ihr Blutdruck runter! Und wir müssen auch nicht darüber nachdenken, ob wir mehr Medikamente geben, sondern können im Laufe der Zeit wahrscheinlich sogar einige Pillen wieder absetzen.« Nun war es raus, das Unaussprechliche, der Elefant hatte einen Namen bekommen: Übergewicht. Aber waren wir damit der Lösung des Problems ein Stückchen näher gekommen?

Meine Erfahrung als Arzt zeigt, dass es bei der Behandlung chronischer Erkrankungen niemals eine einfache Lösung gibt, egal wie einfach solch eine Lösung auch auf den ersten Blick erscheinen mag. Gerade wenn eine Änderung des Lebensstils aus ärztlicher Sicht sinnvoll ist, wird es besonders kompliziert. Das Problem: In der Regel sind wir Menschen faul und möchten Anstrengungen und Unannehmlichkeiten in unserem Leben möglichst vermeiden. Und nur weil wir etwas intellektuell verstanden haben, heißt das noch lange nicht, dass wir unser Verhalten und unser Bauchgefühl ändern werden. Es ist die längste Strecke der Welt: die Strecke zwischen Bauch und Kopf. Mir geht es da genauso wie meinen Patienten, doch dazu später mehr. Im Falle des Bluthochdruckes ist es eine einfache Lösung, die eine oder andere Tablette zu schlucken und sich dann den restlichen Tag nicht mehr um seine Gesundheit zu kümmern, als an das wirklich Eingemachte zu gehen: den Lebensstil zu verändern, Unbequemlichkeiten und Entbehrungen in Kauf zu nehmen. Aber ist es die beste Lösung?

Der übergewichtige Elefant war nun sichtbar im Sprechzimmer und ich hatte das Interesse meines Patienten geweckt. »Wie viel muss ich denn abnehmen, damit mein Blutdruck runtergeht?«, fragte er. Genau konnte ich diese Frage natürlich nicht beantworten, da jeder Mensch individuell ist. Studien haben jedoch gezeigt, dass bei einer Gewichtsabnahme von 10 kg der obere Blutdruck um ungefähr 15 mmHg gesenkt werden kann, der unter Blutdruckwert um immerhin 10 mmHg. Vielleicht ist aber der folgende Vergleich anschaulicher: 5 kg Gewichtsverlust wirken so stark wie eine leichte Blutdrucktablette.

Mein Patient schaute mich hoffnungsvoll an. »Weniger Medikamente nehmen, das wäre schon toll …«, sagte er. Wir beschlossen also, gemeinsam einen Plan zur Gewichtsreduktion zu erstellen und mehr Aktivitäten in sein Leben einzubauen. Dann wollten wir in den nächsten Wochen und Monaten schauen, wie stark sich sein Blutdruck ändern würde.

WAS WIR FAULE UNS MERKEN SOLLTEN

Sie sind der Kapitän Ihrer eigenen Gesundheit

Wir sollten niemals die Auswirkungen unseres Lebensstils und unseres Verhaltens auf unsere Gesundheit unterschätzen. Letztendlich ist der Arzt nur ein Begleiter und Unterstützer, während die Natur uns heilt.

Auch der innere Schweinehund muss ab und zu zum Tierarzt

Diese Geschichte aus meiner Sprechstunde ist nicht ausgedacht, ich erlebe sie so oder ähnlich eigentlich tagtäglich. Bei den jeweiligen Krankheiten geht es nicht nur um Bluthochdruck, sondern auch um viele andere chronische Erkrankungen. Und es geht nicht nur um Übergewicht, sondern auch um Bewegung, ausreichend Schlaf, Freude an Sexualität, Krafttraining und Dehnung der Muskulatur, Rauchen, Alkohol … ich könnte diese Liste nahezu endlos fortführen. Aber was glauben Sie, wie häufig meine Beratung, den inneren Schweinehund zu zähmen und das Leben aktiver zu gestalten, zu einem therapeutischen Erfolg führt? Ich muss Ihnen leider sagen, dass nur in den allerwenigsten Fällen die gut gemeinten Ratschläge befolgt werden. Ich fühle mich nicht selten eher wie ein Tierarzt für den inneren Schweinehund als ein Hausarzt für meine Patienten. Aber eins werde ich niemals tun: den inneren Schweinehund einschläfern. Denn bislang ist es uns noch immer gemeinsam mit dem Frauchen oder dem Herrchen gelungen, ihn zu zähmen – oder ihm zumindest einige Tricks beizubringen.

Es ist nämlich keineswegs so, dass meine Patienten starrköpfig wären oder gar Weicheier. Sie sind auch nicht doof und verstehen durchaus, wie wichtig das eigene Verhalten für die Gesundheit ist. Nein, es ist wirklich schwierig, sein Leben zu ändern. Wir haben tagtäglich viel zu tun, und leider machen uns die meisten gesunden Verhaltensweisen einfach keinen Spaß. Gewicht abzunehmen ist in der Regel anstrengender und weniger spaßig, als Gewicht zuzunehmen. Ich gehe auch lieber schön mit Freunden essen und habe Spaß an all den guten Lebensmitteln, als ohne Abendbrot leicht hungrig ins Bett zu fallen. Und das, obwohl ich viele Studien kenne, die das sogenannte *Dinner Cancelling* propagieren, also das Auslassen des Abendbrotes. Selbst ich als Arzt habe so meine Schwierigkeiten damit, gesundes Verhalten regelmäßig in mein Leben einzubauen – und vor allem durchzuhalten –, obwohl ich ganz genau weiß, wie viele Alltagserkrankungen direkt mit unserem Lebensstil zu tun haben.

DER FAULE TIPP FÜR ZWISCHENDURCH

Machen Sie nicht mehr, machen Sie weniger

Unter dem werbewirksamen Begriff des *Dinner Cancelling* verbirgt sich nichts anderes, als ohne Abendbrot leicht hungrig ins Bett zu gehen. Aber man muss nicht nur die Abendmahlzeit auslassen, sondern darf auch keine süßen Getränke oder Snacks zu sich nehmen. Vor allem durch den abendlichen Verzicht auf Kohlenhydrate soll es zu bahnbrechenden Veränderungen des Hormonspiegels kommen und der Fettverbrennungsturbo aktiviert werden. Vor allem soll der Anstieg von Wachstumshormonen für diese Wirkungen verantwortlich sein. Einige Wissenschaftler sprechen sogar von einem wahren Jungbrunnen, da durch *Dinner Cancelling* auch Alterungsprozesse verlangsamt werden sollen. Eindeutige Studien gibt es dazu leider nicht, allerdings wissen wir, dass sich auch kurze Fastenzeiten durchaus sehr heilsam auf unseren Körper auswirken. Dadurch könnten sich einige Wirkungen des *Dinner Cancellings* erklären lassen. Und ganz ehrlich: Durch das ausgelassene Abendbrot Kalorien einzusparen, tut den meisten von uns einfach gut, und wenn man schläft, hat man auch keinen Hunger. Also vielleicht versuchen Sie das Minifasten einfach mal, zweimal die Woche reicht in der Regel aus, um spürbare Effekte zu erzielen.

Das Beste, was uns Faulen passieren kann: alte Eltern!

Prinzipiell bin ich der Meinung, dass es drei Grundursachen für Krankheiten gibt. Ich nenne sie »Die drei V der Krankheiten«. Das erste »V« steht für Vererbung. Vieles, was unser Leben prägt, haben uns unsere Eltern und Großeltern mit auf den Weg gegeben. So unfair es ist, einige Menschen können zum Beispiel ein Leben lang rauchen, bekommen aber niemals Probleme mit den Bronchien oder der Lunge. Andere Menschen hingegen sterben an Lungenkrebs, ohne auch nur eine einzige Zigarette angezündet zu haben. Es gibt Menschen, die essen Käse, Fleisch, Eier und Schokolade und haben noch nie ein Problem mit ihrem Cholesterinspiegel gehabt. Andere hingegen leben rein vegetarisch und bekommen schon in jungen Jahren aufgrund von erhöhten Fettsäurewerten einen Herzinfarkt.

Das Leben ist ungerecht. Wenn mich meine Patienten fragen, wie man es denn schafft, möglichst alt zu werden, lautet mein erster Rat: »Such dir alte Eltern.« Damit meine ich, dass es Langlebigkeitsfaktoren gibt, die vererbt werden und einen wesentlichen Anteil daran haben, wie wir altern und wie lange wir altern dürfen. Das ist also genetisch vorbestimmt. Zumindest setzt die Genetik einen Rahmen des Machbaren fest, innerhalb dem wir uns gesundheitlich bewegen können.

FÜR FAULE, DIE ES GENAU WISSEN WOLLEN

Mithilfe unserer Gene zu mehr Gesundheit

Genau genommen ist man seinen Genen jedoch nicht immer hilflos ausgeliefert. In den letzten Jahren hat sich das Feld der sogenannten *Epigenetik* entwickelt. Den Wissenschaftlern ist nämlich klar geworden, dass es vielfältige Wechselwirkungen zwischen den Genen und der Umwelt des Individuums gibt und die Gene in den menschlichen Zellen sowohl ein- als auch ausgeschaltet werden können. Es gibt also aktive und nicht aktive Gene – und viele dieser Aktivierungen werden durch die Umwelt und das Verhalten des Menschen mitbestimmt. Ein gutes Beispiel hierfür ist grüner Tee. Seit Längerem ist bekannt, dass grüner Tee gesund ist und der Konsum vielleicht sogar der Entstehung von einigen Krebserkrankungen entgegenwirken kann. Beim Aufbrühen von grünem Tee löst sich ein Stoff mit dem Namen *Epigallocatechingallat* aus den Blättern. Dieser reaktiviert ein Gen im Menschen, das wiederum den Bauplan für einen krebsbekämpfenden Stoff liefert. Dieses Anti-Krebs-Gen wird im Alter bei vielen Menschen abgeschaltet – und der grüne Tee schaltet es einfach wieder an. Sie mögen keinen grünen Tee? Kein Problem, denn Epigallocatechingallat befindet sich auch in den Schalen von Äpfeln – kein Wunder, dass ein Apfel den Doktor fernhält, wie das Sprichwort sagt.

Das zweite »V« steht für Verhalten. Ein wesentlicher Faktor, ob wir in unserem Leben gesund bleiben, wie fit wir während des Alterns sind und auf wie viel Freude wir generell im Leben hoffen dürfen, wird durch unser Verhalten bestimmt. Zwar setzt die Vererbung den Rahmen des Möglichen, wir können aber auch durch unser Verhalten die besten Gene ad absurdum führen. Die gute Nachricht: Das zweite »V« der Krankheit ist genau der Punkt, den wir persönlich beeinflussen können. Natürlich können wir uns nicht die Eltern suchen, die wir benötigen, um bei uns eine Langlebigkeit hervorzurufen. Unsere Eltern sind uns vorgegeben, hier sind wir komplett machtlos. Unser Verhalten haben wir allerdings zu großen Teilen selbst im Griff und so können wir auch einen großen Teil unserer Gesundheit selbst steuern.

Das dritte V der Krankheit bedeutet: Verdammtes Pech! Es gibt leider viele gesundheitliche Probleme, die weder mit guten Genen vermeidbar sind noch durch ein perfektes und streberhaftes Gesundheitsverhalten. Auch als Leistungssportler und tiefenentspannter Buddhist, Vegetarier und regelmäßiger Besucher von gesundheitlichen Vorsorgeprogrammen könnten wir einfach eines Tages von einem Ast erschlagen werden. Wir könnten Krankheiten bekommen, deren Entstehung wir nicht im Griff haben, Krankheiten, die einfach sporadisch auftreten. Pech gehabt!

WAS WIR FAULE UNS MERKEN SOLLTEN

Die drei Grundursachen für Krankheiten

V-ererbung
V-erhalten
V-erdammtes Pech
Und beim V-erhalten kommen wir Faule ins Spiel. Hierin besteht unsere Chance, mit nur wenig Aufwand viel Gesundheit und Wohlbefinden in unser Leben zu bringen.

In diesem Buch wollen wir uns nicht um das Pech kümmern, und auch die Gene werden wir weitestgehend außen vor lassen. Wir wollen lieber einen genaueren Blick auf das »zweite V« werfen, unser Verhalten, die einzige Möglichkeit, selbst unsere Gesundheit zu beeinflussen.

So weit, so gut, aber ganz ehrlich: So einfach ist es nun auch nicht. Wenn es nämlich einfach wäre, unsere Verhaltensweisen zu verändern, gäbe es viel weniger chronisch kranke Menschen auf dieser Welt. In jeder Zeitung, in jedem Magazin und in jeder Fernsehsendung zum Thema Gesundheit erfahren wir, welches gesunde Verhalten wir annehmen sollten. Mehr Sport, besseres Essen, mehr Entspannung … Aber warum machen wir es nicht? Warum sind wir Menschen häufig nicht in der Lage, unser Verhalten positiv zu verändern? Warum greifen wir zur Zigarette und bleiben am Abend lieber vor dem Fernseher liegen, anstatt einen Spaziergang um den Block zu machen? Und warum habe auch ich als Arzt so viele Schwierigkeiten damit, gesundes Verhalten dauerhaft in mein Leben zu integrieren, obwohl ich doch genau weiß, welche Krankheiten mir drohen? Und wenn es mir schon als Arzt so schwerfällt, wie schwierig muss es dann für einen Menschen sein, der die Krankheiten nicht am eigenen Leibe erlebt hat und auch nicht in seiner eigenen Familie oder seinem Freundeskreis.

Braucht unsere Gesundheit ein besseres Marketing?

Was bedeutet es eigentlich für meine Patienten, wenn ich sage: »Sie müssen Ihren Bluthochdruck behandeln, sonst droht ein Gefäßwandschaden«? Können meine Patienten wirklich etwas mit dieser Information anfangen? Ist das Wort »Gefäßwandschaden« vielleicht zu abstrakt, um die wirkliche Bedeutung zu erfassen? Und selbst wenn man Worte wie »Herzinfarkt« oder »Schlaganfall« verwendet: Führt die Erkenntnis des Problems und der möglichen Lösung wirklich zu einem positiven Verhalten?

DER FAULE TIPP FÜR ZWISCHENDURCH

Nur weil man weiß, dass etwas richtig ist, heißt das noch lange nicht, dass wir das Richtige tun werden.

Vielleicht sollten wir uns ein Beispiel an der Wirtschaft nehmen. Wenn eine Firma ein Produkt auf den Markt bringt, wirbt sie in der Regel auch nicht mit dem wirklichen Grund, weshalb sie das Produkt verkaufen möchte. »Kaufen Sie unser Produkt, damit wir unseren Profit steigern können!« wäre einfach kein gutes Werbeversprechen. Nein, vielmehr wird die Firma all die positiven Aspekte des Produktes in den Vordergrund stellen.

Nehmen wir zum Beispiel eine Fluggesellschaft. »Buchen Sie Ihre nächste Reise bei uns, damit wir als Firma überleben und unseren Aktionären eine schöne Dividende ausschütten können!« wird sicherlich kein Werbeslogan sein, für den sie sich entscheiden würde. Und sie wirbt sicherlich auch nicht mit ihren tollen Flugzeugen, dem weltbesten Tomatensaft oder mit ihren Sitzreihen, die 5 cm weiter auseinander stehen als bei der Konkurrenz. Nein, in der Regel finden wir in den Prospekten und auf den Webseiten der Gesellschaft viele Bilder von Stränden, Palmen und Bergen. Wir sehen ausgelassene Menschen, die Freude an ihrem Urlaub haben. Wir schauen auf die Skyline von großartig beleuchteten Städten und erfolgreiche Business-Menschen, die noch erfolgreichere Geschäfte abschließen.

Sollten wir Ärzte uns vielleicht ein Beispiel an der Wirtschaft nehmen? Sollten wir lieber mit den positiven Effekten werben, die durch die Veränderung unseres Verhaltens entstehen können? Geht es im Endeffekt vielleicht doch nicht um die Vermeidung eines »Gefäßwandschadens« oder eines Herzinfarktes? Und geht es im Grunde gar nicht um den Schlaganfall, der vielleicht, gegebenenfalls, irgendwann, wenn es schiefläuft, mir in der Zukunft einmal drohen könnte, wenn ich heute diese Bratwurst esse?

Seien wir ehrlich zu uns selbst: Bei der Vermeidung eines Schlaganfalls geht es nicht nur darum, Gehirnzellen zu schützen, es geht vor allem darum, weiterhin ein selbstbestimmtes Leben führen zu können. Zugespitzt lautet die Frage: Kreuzfahrt oder Altersheim? Das Ziel ist, dass wir, wenn wir langsamer und besser altern, unsere Fitness bis in unsere hohen Lebensjahre bewahren können. Und natürlich hätte auch mein Patient von heute eine höhere Lebensqualität, wenn er normalgewichtig wäre. Aber wahrscheinlich hat er das einfach nur vergessen.

Die Erfahrung zeigt nämlich: Wenn wir über einen längeren Zeitrahmen langsam an Gewicht zunehmen, vergessen wir in der Regel, wie schön und einfach früher vieles war – früher, als wir noch normalgewichtig waren. Ich selbst kann ein Lied davon singen. Vor einigen Jahren war ich auch übergewichtig: fast 90 kg bei ungefähr 1,70 m Körpergröße – ganz schön schwer. Und ich hatte nicht einmal gemerkt, dass sich über die Jahre hinweg all die Pfunde in und an meinen Körper geschlichen hatten. Natürlich ist mir irgendwann aufgefallen, dass ich mich häufiger hinsetzen musste, um meine Schuhe zuzubinden. Das fühlte sich für mich aber normal an und ich konnte mich kaum daran erinnern, wie ich das früher einmal gemacht hatte: im Stand, mich vorwärts beugend, ohne Atembeschwerden und ohne Rückenschmerzen.

Sich stehend die Schuhe zuzubinden, war mir aber nicht wichtig, es gab schließlich genügend Sitzgelegenheiten. Ich fand es auch überhaupt nicht seltsam, dass ich mit Mitte dreißig nun etwas langsamer die Treppen hochging, als ich das mit Mitte zwanzig noch konnte. »Das muss das Alter sein«, beruhigte ich mich. »Oder vielleicht der Stress. Oder der schlechte Schlaf. Oder ich hab was Falsches gegessen.«

Ganz still und leise schlichen sich so langsam einige Defizite in mein Leben, mit denen ich vortrefflich umzugehen lernte. Kompetenzen verschwanden und machten Platz für Wohlbefinden und Faulheit. Rückblickend betrachtet war mein Wohlbefinden allerdings eine Illusion. Auch wenn es zunächst angenehm ist, sich hinzusetzen, um die Schnürsenkel zuzubinden, wäre es doch eigentlich viel angenehmer, stehen bleiben zu können und sich einfach nur etwas zu bücken. Es wäre angenehmer, auch wenn es in diesem Moment etwas anstrengender ist.

Um noch mal zu dem Beispiel mit der Fluglinie zurückzukehren, die lieber Strände und Palmen verkauft als Tomatensaft: Sollten wir in der Medizin vielleicht auch lieber Wohlbefinden und Fitness verkaufen, als über Wahrscheinlichkeiten einer Krankheit zu reden, die unsere Patienten vielleicht nicht einmal bekommen werden? Ich weiß nicht, an welchem Punkt Sie in Ihrem Leben stehen und wo Sie vielleicht etwas Nachbesserungsbedarf haben. Aber wahrscheinlich gehen Ihnen jetzt einige Gedanken durch den Kopf. In welchen Bereichen haben Sie es sich in den letzten Jahren vielleicht etwas zu bequem eingerichtet? Der Parkplatz direkt vor dem Geschäft? Der Fahrstuhl anstelle der Treppe? Der Pizzaservice anstelle des eigenen Herdes? Der Samstagabendkrimi auf der Couch anstelle der Tanzveranstaltung?

Wir dürfen es einfach nicht zulassen, dass unsere Lebenskompetenzen unmerklich verschwinden. Es ist nämlich ungleich schwerer, Kompetenzen neu zu erwerben oder wiederaufleben zu lassen, als sie aufrechtzuerhalten.

DER FAULE TIPP FÜR ZWISCHENDURCH

Gesundheit zu erhalten, ist einfacher, als Gesundheit zurückzugewinnen.

Und wenn Sie auch nur ein wenig so ticken wie ich, spüren Sie wahrscheinlich tief in sich drin eine Sehnsucht. Eine Sehnsucht, beweglich zu sein, nicht ganz so müde, den Stress des Alltags besser von sich abperlen zu lassen. Eine Sehnsucht, vielleicht nicht viele Lebensjahre zu sammeln, aber zumindest viele aktive Lebensjahre erleben zu können. Eine Sehnsucht, auch im Alter selbstbestimmt zu bleiben, klare Gedanken zu fassen, möglichst lange in der eigenen Wohnung zu leben und die eigenen Einkäufe erledigen zu können. Nicht auf Enkel, Kinder, Nachbarn oder die Kirche angewiesen zu sein. Eine Sehnsucht, mit dem Arzt die Ergebnisse der Blutuntersuchung zu besprechen, ohne wirklich Angst haben zu müssen, in endlose Diskussionen über erhöhte Cholesterinwerte verstrickt zu werden. Die Sehnsucht, beim nächsten Urlaub auf einen Berg zu steigen, wandern zu gehen, ohne ständig am Wegesrand stehen bleiben zu müssen, um beim Fotografieren der Blumen Luft holen zu können.

FÜR FAULE, DIE ES GENAU WISSEN WOLLEN

Nutzen Sie Ausreden für andere, niemals für sich selbst

In der sportmedizinischen Ausbildung lernen wir Ärzte, dass bei ausgiebigen Bergwanderungen in der Gruppe einige Teilnehmer immer wieder stehen bleiben, um Fotos zu machen. Dieses Verhalten kann ein Warnzeichen einer beginnenden Höhenkrankheit sein. Diese Störung zeigt sich mit einer nachlassenden Leistungsfähigkeit und Atembeschwerden und kann schließlich bis zum Tode führen. Aber anstatt dass die Wanderer den anderen Mitgliedern der Gruppe sagen, dass es ihnen nicht gut geht, bleiben sie lieber am Wegesrand stehen und tun so, als würden sie die Aussicht genießen. Eine Ausrede, die lebensgefährlich sein kann. Es ist allerdings nicht nur eine Ausrede für die anderen Gruppenmitglieder, sondern in der Regel auch eine Ausrede für sich selbst. Und wir müssen nicht einmal eine Wanderung in großer Höhe unternehmen – jeden Tag erfinden wir Ausreden, um uns selbst etwas vorzumachen: »Heute habe ich viel gearbeitet, da bleibt mir keine Kraft mehr für einen Spaziergang«, »Das war wirklich viel Stress heute. Da kann ich mich ruhig mit einem Stückchen Schokolade belohnen«. Kennen Sie das?

Ich habe aber auch sehr gute Nachrichten für Sie: In der Regel benötigt man gar nicht viele Anpassungen des eigenen Lebensstils, um sehr gute gesundheitliche Wirkungen zu erzielen. Es ist hier bei Weitem kein Marathon nötig. Wir werden gleich gemeinsam auf die Suche nach der optimalen Dosis gehen, eine Dosis, mit der Sie und ich als grundsätzlich faule Menschen das optimale Gleichgewicht finden. Ein Gleichgewicht zwischen Lebensfreude, Fitness und gesundem Verhalten. Denn unser Leben soll schließlich Spaß machen.

3 Es gibt nichts Gutes, außer man tut es – nicht!

Ja, ich muss es zugeben: Ich bin ein durch und durch fauler Mensch. Das habe ich mir in den letzten Tagen wieder einmal vor Augen führen müssen. Als ich von meinem Verlag gefragt wurde, ob ich ein Buch über Gesundheitsoptimierung schreiben möchte, war ich begeistert. Besonders großartig fand ich den Titel, den wir uns ausdachten: »Gesundheit für Faule!« Wie genial, endlich ein Buch für mich, dachte ich. Ich wollte sofort mit dem Schreiben loslegen. Aber ich bin faul! Also freute ich mich erst mal über den tollen Buchtitel und den Inhalt, der mir wirklich am Herzen liegt. Ich freute mich so sehr darüber, dass ich mit meiner Familie gleich in ein Restaurant ging, um das neue Buch zu feiern. Natürlich bevor ich ein einziges Wort für dieses Buch geschrieben hatte.

Der beste Aufschieber der Welt

Aber das war ja kein Problem, denn ich könnte am nächsten Tag mit dem Schreiben beginnen, sagte ich mir. Habe ich eigentlich schon erwähnt, dass ich faul bin? Natürlich hatte ich auch am nächsten Tag viel zu tun, sodass ich mich wieder nicht an den Schreibtisch setzte, um zu schreiben. Meine Frau sagt immer: »Carsten, du bist der beste Aufschieber der Welt.« Und ich glaube sogar, sie hat recht damit. Wenn es einen Menschen gibt, der Umgehungsstrategien perfektioniert hat, bloß um nicht arbeiten zu müssen, dann bin ich es. Ich kann stundenlang auf der Couch liegen und mir selbst vormachen, dass es nicht Faulheit ist, die mich auf der Couch fesselt, sondern tiefe Meditation – und Meditation ist schließlich gesund, wie wir später noch sehen werden.

Es half aber alles nichts, dieses Buch musste geschrieben werden. Das machte mir mein Verlag ziemlich deutlich klar. Doch ich wäre nicht der faulste Arzt Deutschlands, wenn mir nicht auch für diese Situation eine Umgehungsstrategie eingefallen wäre. Aber um Ihnen diese geniale Strategie zu erklären, muss ich zunächst einmal kurz ausholen.

Als ich vor vielen Jahren noch stark übergewichtig war, also bevor ich 23 kg abgenommen hatte, fuhr ich – wie sollte es auch anders sein – jeden Morgen mit dem Auto in meine Praxis. Meistens hielt ich sogar beim Bäcker an der Ecke an, um mir schnell noch ein Brötchen für den Weg zu kaufen. Schließlich ist eine Sprechstunde lang und auf leeren Magen lässt sich nicht gut denken, sagte ich mir. Ich parkte also mein Auto in der Tiefgarage und lief Brötchen kauend die restlichen zweihundert Meter in meine Praxis. Jeden Morgen.

Eines Tages kam mir auf meinem kurzen Fußweg ein schlanker, kleiner Mann entgegen. Er lief nicht, wie es all die anderen Berufspendler morgens taten, nein: Er rannte! In voller Läufermontur – Funktionsshirt, Sportschuhe und knallenge Hose – und hatte einen Rucksack fest auf seinen Rücken geschnallt. Ich schaute ihm nach und ging weiter in Richtung Praxis. Bei der ersten Begegnung dachte ich: »Okay, so früh am Morgen schon ein Jogger.« Ich glaube nicht, dass ich neidisch war oder ihn bewundernd anschaute oder vielleicht sogar ein wenig verachtete. Ich glaube, er war mir einfach egal. Schließlich hatte ich mein Brötchen in der Hand und eine volle Sprechstunde vor mir.

Aber von dem Tag an begegnete mir dieser Mensch fast täglich. Und irgendwann fragte ich mich schließlich insgeheim: Was ist eigentlich in seinem Rucksack drin? Und warum um alles in der Welt geht man mit einem Rucksack morgens joggen? Bis ich darauf kam. »Er rennt zur Arbeit!«, schoss es mir durch den Kopf. Damals war das Konzept des »run to work«, also des »Zur-Arbeit-Rennens«, noch nicht allgemein bekannt. Für mich war es überhaupt der erste Mensch, den ich getroffen hatte, der nicht mit dem Auto, mit dem Fahrrad oder mit dem Bus zur Arbeit fuhr, sondern rannte.

Es kann nicht sein, was nicht sein darf

Was für eine unglaubliche Vorstellung! Wie soll das gehen? Das kann doch gar nicht sein! Wie viele Kilometer lang ist wohl der Arbeitsweg und was passiert, wenn man angekommen ist? Soll man duschen? Zieht man sich um? Ist man nicht den ganzen Tag völlig kaputt und gerädert und tun einem nicht irgendwann die Knie und die Hüften weh? Kann dieser Mensch überhaupt einer geregelten Tätigkeit nachgehen, wenn er zuvor rennt? All diese Fragen gingen mir damals durch den Kopf. Schließlich war ich als Jugendlicher auch das eine oder andere Mal joggen – und es war jedes Mal furchtbar! Laufen war für mich eine Qual, anstrengend, eine reine Übung der Willenskraft. Aber irgendwie ließ mich der Gedanke nicht mehr los. »Wie wäre es eigentlich, wenn auch ich zur Sprechstunde joggen würde?«, fragte ich mich.

Der Vorteil eines »run to work« lag auf der Hand: Der Arbeitsweg war eine Strecke, die ich irgendwie zurücklegen musste, sei es mit dem Auto, dem Fahrrad oder mit dem Raumschiff. Und wenn ich mir dafür sowieso Zeit nehmen musste, dann konnte ich diese Zeit auch sinnvoll nutzen. Und eine sinnvolle Nutzung war bestimmt nicht das Brötchenknabbern im morgendlichen Stau auf der Stadtautobahn. Eine viel sinnvollere Nutzung war natürlich Bewegung, die sonst im Laufe des normalen Tages viel zu kurz kam.

Ja, es ist anstrengend, den Arbeitsweg laufend zurückzulegen. Aber letztendlich gewöhnt man sich an die Form der Belastung und im Laufe der Zeit fällt es einem nicht mehr ganz so schwer. Je mehr ich in meinem Leben gerannt bin, umso kürzer kamen mir die Strecken vor. Es war, als würde sich in meinem Gehirn die Wahrnehmung von Entfernung verändern. Ich bekam ein ganz neues Bild meiner Umgebung und meiner Stadt. Irgendwann war es völlig normal, dass ich auch zu anderen Terminen hinrannte und nicht mehr mein Auto nahm. Der Muskelkater verschwand und die Freude an der Bewegung nahm zu. Das verstehe ich persönlich unter Fitness.

DER FAULE TIPP FÜR ZWISCHENDURCH

Machen Sie es nicht einmal – machen Sie es immer

Eine Möglichkeit, gesundes Verhalten in unser Leben einzuführen, ist, es einfach zu tun. Wie es ein bekannter Sporthersteller treffend bemerkt: »Just do it!« Und zwar nicht einmal, sondern immer wieder. Wenn man sich dann irgendwann nicht mehr die Frage stellt: »Mach ich es heute?«, sondern: »WANN mach ich es heute?«, hat man es geschafft. Ich nenne es nicht »Gewohnheit«, sondern »Die Power der Streaks« – dazu aber später mehr.

Ich bin nicht der Meinung, dass jeder Mensch 20 km am Stück laufen muss. Ich bin allerdings der Meinung, dass jeder nicht gehbehinderte Mensch mindestens 5 km am Stück zügig gehen können sollte, ohne stehen bleiben zu müssen.

Ein Verrückter mehr auf den Straßen Berlins

Ich habe mir also angewöhnt, regelmäßig zu meiner Arbeit zu laufen. Nun habe ich Glück, den größten Teil der 10 km meines Arbeitsweges auf Wald- und Feldwegen zurücklegen zu können. Aber ich genieße auch Läufe direkt durch die Stadt. Wenn ich über die Stadtautobahn zur Arbeit fahre, brauche ich ungefähr 30 Minuten; wenn Stau ist, und das ist in Berlin fast täglich der Fall, deutlich länger. Wenn ich die Strecke laufe, brauche ich ungefähr 50 Minuten. Ich beginne meinen Tag also mit ca. 1 Stunde Sport, habe allerdings nur eine Nettozeitbelastung von ca. 20 Minuten – die restliche Zeit hätte ich sonst sinnlos im Auto gesessen.

DER FAULE TIPP FÜR ZWISCHENDURCH

Aktivität in den Alltag zu integrieren, ist bei uns Faulen ein wichtiger Faktor für die Gesundheit. Für anderes sind wir häufig, Sie ahnen es bereits, zu faul!

Zurück in die Gegenwart: Arbeitsvermeidend auf der Couch liegend, mit einem schlechten Gewissen, weil ich noch kein einziges Wort für dieses Buch geschrieben hatte, fiel mir diese Rechnung ein. »Wie wäre es«, dachte ich, »wenn ich die Zeit meines Arbeitsweges nicht nur rennend, sondern auch Buch schreibend verbringen könnte?« Okay, schreiben ist vielleicht das falsche Wort, aber moderne Technik erlaubt es, Texte auch unterwegs zu diktieren und sie später durch einen Computer in geschriebene Sprache umwandeln zu lassen. »Ich müsste langsam laufen«, sagte ich mir, »damit ich ganze Sätze sprechen kann. Und ich muss versuchen, nicht zu tief zu atmen, sodass die Worte vom Computerprogramm noch halbwegs erkannt werden.« Auch würde ich nicht 50 Minuten bis in die Praxis brauchen, sondern eher anderthalb Stunden. Aber trotzdem: Ich hätte bereits einen großen Teil meiner Tagesarbeit und meines Sports hinter mich gebracht, noch bevor meine Sprechstunde anfing.

Körperliche Aktivität wirkt nicht nur auf den Körper, sondern auch auf den Geist

Aber es gäbe noch einen weiteren Vorteil, und jeder Läufer wird das bestätigen: Beim Laufen entstehen die besten Gedanken. Es ist fast so, als würde das Gehirn freigelassen werden, als würde es gestärkt werden in seiner Fantasie, als dürften sich Gedanken entwickeln, die wir sonst unwissentlich unterdrücken. Es ist so, als müssten wir nicht selbst denken, es denkt einfach in uns, wenn wir laufen.

FÜR FAULE, DIE ES GENAU WISSEN WOLLEN

Der Beat der Gesundheit

Neurowissenschaftler glauben, dass die rhythmische Bewegung im Wechsel zwischen rechts und links, also linker Fuß und rechter Fuß, Gehirnareale stimuliert, die für vermehrte Kreativität und Problemlösungskompetenz sorgen.

»Vielleicht«, dachte ich mir, »wird das Buch sogar noch besser, wenn ich es laufend schreibe.« Zumindest aber kann ich Sie als Leser mitnehmen auf die Reise durch die Natur, während ich genau über das schreibe, was ich gerade erlebe. Über »Fitness für Faule«, über »Gesundheit für Faule«. Über das Erhalten von Alltagskompetenzen und Fähigkeiten, während man gleichzeitig eine Menge Spaß dabei hat. Über das Integrieren von gesundem Verhalten in den normalen Tagesablauf. Vielleicht fällt es mir sogar leichter, über die richtige Dosis von Aktivität, Erholung und Schlaf zu schreiben, während ich zur gleichen Zeit die genau für mich selbst richtige Dosis erlebe.

Um eines gleich vorwegzunehmen: Die für mich richtige Dosis ist nicht die richtige Dosis für Sie. Vielleicht brauchen Sie mehr, vielleicht brauchen Sie weniger. Und ich möchte Sie nicht zu einem Marathonläufer machen und auch nicht zu einem Menschen, der morgens zur Arbeit joggt. Natürlich – und das gebe ich unverhohlen zu – würde ich mich freuen, wenn auch Sie daran Gefallen finden würden und wir uns vielleicht hier in Berlin eines Tages auf unserem Arbeitsweg begegnen. Vielleicht habe ich Sie ja sogar schon einmal getroffen und Sie waren der Mensch, der mit einem Kaffee und einem Brötchen in der Hand in Richtung Büro ging und der vielleicht dachte: »Der Typ, der hier morgens durch Berlin rennt, der hat einen Knall!«

DER FAULE TIPP FÜR ZWISCHENDURCH

Erfolg durch Tauschen

Tauschen Sie schädigendes Verhalten gegen gesundes Verhalten aus und integrieren Sie es in Ihren Alltag.

Aber vielleicht ist der Knall, den ich garantiert habe, gerade laut genug, um Sie ein kleines bisschen aufzuwecken. Und vielleicht setzt mein Laufrucksack und mein Knall am Morgen genau den Funken in Ihr Gehirn, um Ihr Verhalten ein wenig in die richtige Richtung zu schubsen. Nicht um den Schlaganfall zu vermeiden oder das Risiko für einen Herzinfarkt zu mindern. Nicht um Ihre Gefäßwände zu schützen, den Stoffwechsel zu verbessern, die Nierenfunktion anzuregen oder eine Zuckerkrankheit zu vermeiden. Nicht um Gewicht abzunehmen oder einer Arthrose vorzubeugen. Nein, einen Funken, um Sie beweglich zu halten, damit Sie sich die Schuhe weiterhin im Stehen zubinden können. Sie aktiv zu halten, damit Sie Lust dabei empfinden rauszugehen, Freunde zu treffen, zu reisen, neue Erlebnisse zu haben, und das Ganze, ohne dass Sie in den Grenzen Ihres Körpers gefangen sind.

Verlassen Sie Ihre Komfortzone – ein kleines bisschen

Training – und dazu kommen wir später noch mal – ist immer das Üben von Unzulänglichkeiten. Es macht keinen Sinn, sich immer und stets im eigenen Wohlfühlbereich zu bewegen, sich nicht weiter zu fordern, wenn man seine Grenzen wahrnimmt. Nein, es macht Sinn, seine Grenzen zu erweitern. Die eigenen Einschränkungen wie einen zu engen Anzug wahrzunehmen, in den man Beulen machen möchte, um ihn schließlich an einigen Stellen zu zerreißen und neu zusammenzunähen. Und so »schreibe« ich dieses erste Kapitel im Wald auf dem Weg zwischen meiner Praxis und meinem Zuhause. Ich renne langsam, immer darauf achtend, noch genügend Luft zu bekommen, um ganze Sätze zu sprechen, und ich freue mich über die kalte Brise in meinem Gesicht, über das Grün der Blätter, den Wind in den Bäumen und den ein oder anderen Vogel, der bereits von ganz allein seine persönliche Dosis von Fitness gefunden hat.

Ich nehme mir also vor, dieses Buch bewegt zu schreiben. Was ist, wenn es regnet? Dann werde ich nass. Was ist, wenn ich zu müde bin zum Laufen? Dann laufe ich langsam. Was ist, wenn ich krank oder verletzt bin? Dann laufe ich nicht. Denn die richtige Dosis zu finden, bedeutet auch, mit sich selbst sorgsam umzugehen und die Grenze zu erkennen, die nicht überschritten werden sollte.

Lassen Sie uns nun zunächst betrachten, was Fitness eigentlich bedeutet und welche Bereiche von Fitness für unsere Gesundheit wichtig sind. Und danach werfen wir einen Blick darauf, wie viel Fitness für Sie persönlich sinnvoll ist.

4 Warum jeder Mensch anders ist und warum das auch gut so ist

Glücklicherweise ist heute schönes Wetter. Und so macht es gleich doppelt Spaß zu laufen und dabei ein weiteres Kapitel dieses Buches zu schreiben. »Der rennt schon wieder«, mögen Sie vielleicht sagen und sich dabei insgeheim fragen, wie viel Sport eigentlich gesund ist und ob Sie das Buch vielleicht wieder aus der Hand legen sollten, voller Sorge, einem weiteren Gesundheitsguru in die Hände gefallen zu sein.

Die Frage, wie viel Sport eigentlich gesund ist und wie viel davon nötig, ist gar nicht mal so einfach zu beantworten. Denn auch hier müssen wir uns fragen, was wir eigentlich mit dem Sport erreichen wollen. Die Vorbereitung auf einen Triathlon benötigt sicherlich ein anderes Engagement als der Gesundheitssport eines 90-jährigen Herzpatienten. Und wenn ich meine Freunde und meine Patienten frage, was jeweils ihr persönliches Fitness- und Gesundheitsziel ist, so bekomme ich viele verschiedene Antworten. Von »einfach fitter sein« über »einige Kilos abnehmen« bis hin zu »100 Jahre alt werden« ist alles dabei. Daher sollte jeder von uns zunächst einmal darüber nachdenken, was sein individuelles Ziel ist, sein persönlicher Anspruch an die Gesundheit und das Leben im Allgemeinen. Das klingt vielleicht etwas pastoral und philosophisch, hat aber einen rationalen Hintergrund.

Das Leben ist individuell

Unser Leben besteht aus einem Potpourri von Risiken und Chancen, und wir werden niemals in der Lage sein, alle Chancen zu ergreifen und alle Risiken zu vermeiden. Einiges im Leben müssen wir einfach hinnehmen und akzeptieren – und versuchen, möglichst gelassen eine gute Figur dabei zu machen.

Ich erinnere mich an eine Situation vor vielen Jahren in meiner Praxis. Ich saß eines Morgens vor meinen eigenen Laborergebnissen und war entsetzt über meinen Cholesterinspiegel, der sich im Vergleich zur Untersuchung vor einem Jahr deutlich erhöht hatte. Cholesterin, das wusste ich als Arzt natürlich, erhöht das Risiko für alle möglichen Herz-Kreislauf-Erkrankungen. Da mein Vater bereits mit 50 Jahren seinen ersten Herzinfarkt hatte, ist dieses Thema bei mir ein wunder Punkt und macht mir, ich muss es zugeben, ganz schön Angst. Deswegen hatte der leicht erhöhte Cholesterinwert in meinem Blut eine ganz persönliche Bedeutung für mich.

Während ich frustriert vor dem Bildschirm in der Praxis saß und auf die unschönen Werte starrte, kam meine damalige Assistenzärztin zu mir und wollte wissen, warum ich so betrübt schaue. »Sieh dir mal meine Cholesterinwerte an«, sagte ich mit trauriger Stimme. »Ja und?«, wollte sie von mir wissen. »Sie sind hoch!« Ich zweifelte an ihrem medizinischen Verstand. Wie konnte sie als Ärztin nicht das ganze Drama der Werte sehen. Das Schicksal meines Vaters, welches nun sicherlich auch mein eigenes werden würde, die Verkalkungen in meinen Gefäßen, die wahrscheinlich schon in meinem Körper um sich griffen, all das Leid und die Schmerzen, die auf mich zukommen – abzulesen an dieser kleinen Zahl auf meinem Bildschirm.

»Carsten«, begann meine Assistentin vorsichtig. »Solange du Motorrad fährst, musst du dir um diese Cholesterinwerte keine Sorgen machen.« Baff, das saß! Aber meine Kollegin hatte recht. Mit wenigen Worten erschütterte sie mein Weltbild und rüttelte an meinen Glaubenssätzen. Ich musste mir die Frage gefallen lassen, was ich bereit bin, im Leben aufzugeben, um persönliche Risiken zu minimieren.

Macht es Sinn, an den kleinen Stellschrauben zu drehen und andere Bereiche völlig außer Acht zu lassen? War ich damals wirklich in der Lage, die Risiken in meinem eigenen Leben klug einzuschätzen? Stimmten die Relationen meiner Wahrnehmung? Wie wichtig war mir Motorradfahren? Wie wichtig war mir Käse und Fleisch, die jeweils zur Erhöhung der Blutfettwerte führen können? Wie wichtig war mir die Anzahl der Lebensjahre und die Lebensqualität in ebendiesen? Und welche Einschränkungen wäre ich bereit, auf mich zu nehmen, um die Wahrscheinlichkeit zu erhöhen, mein Leben zu optimieren? Denn eines ist klar: Es gibt keine Garantien – es bleibt beim Spiel mit den Wahrscheinlichkeiten.

WAS WIR FAULE UNS MERKEN SOLLTEN

Angst ist ein schlechter Ratgeber

Faulheit schützt uns nicht vor hypochondrischer Angst. Sie kann uns allerdings blockieren, die richtigen Dinge zu tun. Lassen wir uns in unseren Entscheidungen also weder von Faulheit noch von Angst blockieren.

WAS WIR FAULE UNS MERKEN SOLLTEN

Entscheidungen fürs Leben

Es ist wie immer im Leben: Wir können nicht alles gleichzeitig haben. Ein Leben auf der Couch führt nicht zu einer Marathonbestzeit, das Knabbern eines Brokkoli macht uns nicht glücklich. Auch wir Faule müssen abwägen, was uns wichtig ist und was wir dafür in Kauf nehmen wollen.

Diese Fragen sollte sich jeder von uns stellen. Gerade wenn wir uns auf die Suche nach der richtigen Dosis bei unserem Gesundheitsverhalten machen, ist es wichtig, sowohl das persönliche Ziel als auch die Akzeptanz der gegebenenfalls daraus resultierenden Anstrengungen und Einschränkungen zu kennen. »Gesundheit für Faule« bedeutet nicht, auf der Couch liegen zu bleiben und zu hoffen, dass alles gut wird. »Gesundheit für Faule« bedeutet, genau das Richtige in der richtigen Menge zu machen, um das für sich persönlich wichtige Ziel zu erreichen – aber eben auch keinen Schlag mehr. Die optimale Dosis der optimalen Maßnahme zu finden.

Die Dosis macht das Gift – aber auch den Erfolg

Und diese optimale Dosis ist bei jedem Menschen unterschiedlich. Nicht nur weil sich unsere Stoffwechsel voneinander unterscheiden. Nicht nur weil der Körperbau des einen nicht mit dem eines anderen vergleichbar ist. Das sind Faktoren, die wir nur schwer messen und noch schwerer selbst beeinflussen können. Vor allem bleibt die Dosis individuell, weil jeder von uns unterschiedliche Ansprüche an sich selbst, seinen Körper, seine Gesundheit und sein Leben hat. Und ich sage das ohne Wertung. Ich wundere mich zwar, warum mein Nachbar jeden Tag im Garten sitzt und kräftig hustet, während er weiter an seiner Zigarette zieht. Aber er wird seine Gründe dafür haben, die ich nicht verstehen muss. Ich muss nicht alles verstehen und schon gar nicht alles gutheißen, aber ich kann vieles nachvollziehen, wenn ich versuche, mich in die Welt des anderen hineinzudenken. Und dann kann ich wertungsfrei den anderen so sein lassen, wir er sein möchte.

Jeder muss also seine eigene Dosis finden, und meine Aufgabe dabei ist es, Ihnen die Möglichkeiten aufzuzeigen, die Ihnen zur Verfügung stehen. Und noch einmal: Ihre Dosis ist nicht meine Dosis und nicht die von meinem oder Ihrem Nachbarn. Und meine Dosis ist nicht Ihre Dosis. Ich weiß, ich wiederhole mich mit dieser Aussage, aber ich möchte wirklich Klarheit in diesem Punkt erreichen. Denn diesen Zusammenhang zu verstehen, macht unser aller Leben und unser Miteinander ein großes Stück einfacher.

Ich bin ich und du bist du – und das ist gut so!

Ich habe mich zum Beispiel entschieden, vegan zu leben. Bereits vor vielen Jahren fing ich an, mich vegetarisch zu ernähren, verzichtete also komplett auf Fleisch. Dazu haben mich anfangs vor allem gesundheitliche Gründe bewogen. Die wissenschaftlichen Studien, die die Gefahren aufzeigen, die aufgrund unseres Fleischkonsums entstehen könnten, häuften sich und bewegten mich schließlich zu dieser Entscheidung. Und so war es für mich letztendlich auch konsequent, vegan zu werden und auf tierische Produkte gänzlich zu verzichten, da nicht nur das Fleisch, sondern auch andere tierische Erzeugnisse gesundheitliche Probleme hervorrufen können. Darüber hinaus habe ich ethische Probleme mit Massentierhaltung und bin der Meinung, es gibt keine humane Art zu töten, solange der Getötete lieber leben würde. Dieser Konflikt des Tötens und des Ausnutzens von Lebewesen für meine eigene Mahlzeit – für die es schließlich reichlich natürliche und wahrscheinlich sogar gesündere Alternativen gibt – steht im Gegensatz zu meiner buddhistischen Lebensphilosophie.

Diese Entscheidung ist allerdings eine ganz private, persönliche und intime Entscheidung für mich und mein Leben. Keinesfalls steht dahinter ein Auftrag für andere Menschen. Auch wenn ich über meine Erkenntnisse der Ernährung in Bezug auf Gesundheit und Weltsicht mit anderen diskutiere, darf jeder für sich und sein Leben selber entscheiden. Ich könnte mich schließlich irren und Fleisch könnte doch gesund sein und die Avocado überschätzt werden. Ich könnte aber auch recht haben und Käse erzeugt Sucht und Milch könnte das Wachstum von bestimmten Krebsarten beschleunigen. Letztendlich ist es egal: Jeder muss selbst die Prioritäten in seinem Leben festlegen und dann bewusst Chancen ergreifen oder Risiken eingehen. Jeder für sich.

Daher könnte mein allmorgendlicher Lauf zur Arbeit Sie vielleicht motivieren, vielleicht aber auch ärgern oder abstoßen. Sie könnten es lächerlich finden oder bewundern – vielleicht ist es Ihnen aber auch völlig egal, was ich da treibe. Ich sehe meine Aufgabe als Arzt darin, Ihnen die Vor- und Nachteile von gesundheitlichem Verhalten aufzuzeigen, damit Sie Ihre eigenen höchstpersönlichen Schlüsse daraus ziehen können.

Aber Achtung: Natürlich sind die Informationen, die Sie von mir bekommen, gefärbt durch meine Sicht auf die Welt. Daher ermutige ich Sie, auch weitere Quellen zu nutzen. Fragen Sie auf jeden Fall Ihren Hausarzt, bevor Sie mit einer Änderung des Lebensstils oder einem Sportprogramm anfangen. Er hat mir gegenüber einen wesentlichen Vorteil: Er kennt Ihre Gesundheit besser als ich – denn ich kenne Sie ja gar nicht. Und lesen Sie auch Bücher und Texte anderer Autoren. Die haben vielleicht andere, aber genauso wertvolle Meinungen und Ansichten, die es wert sind, wahrgenommen zu werden.

Wir verbringen so viel Zeit im Internet mit seltsamen Dingen. Wir liken das Essen unserer sozialen Freunde, wir schauen uns Videos von Golden Retrievern an und wir vergleichen Preise für das nächste Smartphone. Stundenlang lesen wir Rezensionen auf Amazon, bevor wir uns zu einem Kauf bewegen lassen. Erstaunlich, wie wenig Zeit wir dafür verwenden, verlässliche Informationen über unsere Gesundheit zu recherchieren – und das, obwohl unsere Gesundheit sicherlich das Wichtigste ist, was wir im Leben haben.

Checkliste vor dem Beginn des Trainings für Faule

Beginnen Sie keinesfalls mit dem Training, ohne vorher einen Arzt aufzusuchen, wenn:

– Sie während der letzten drei Wochen einen Herzinfarkt erlitten haben,
– Brustschmerzen in Ruhe oder unter Belastung haben,
– an einem akuten Infekt leiden oder Fieber haben,
– an einer bösartigen Erkrankung leiden,
– Flüssigkeitsansammlungen im Gewebe haben,
– einen schweren Herzklappenfehler haben,
– immer wieder unter Schwindel leiden,
– Ihr Herz häufig stolpert,
– Ihr erster Blutdruckwert > 180 mmHg in Ruhe beträgt.

Beginnen Sie mit einem nur leichten Training und gehen Sie demnächst zum Arzt, wenn Sie:

– über 35 Jahre alt sind und Ihr letzter Check-up schon über 2 Jahre zurückliegt,
– noch nie Sport getrieben haben,
– seit einigen Jahren keinen Sport mehr getrieben haben,
– leicht erhöhten Blutdruck haben,
– zu hohe Cholesterinwerte haben,
– unter permanentem Stress stehen,
– Kettenraucher sind,
– verschreibungspflichtige Medikamente nehmen,
– Diabetes mellitus haben,
– eine andere chronische Krankheit haben,
– Gelenkprobleme haben, etwa an den Knien oder Handgelenken,
– Rücken- oder Nackenbeschwerden haben,
– ein anderes orthopädisches Problem haben.

Wenn ich einen Herzinfarkt vermeiden möchte, ist die erste Person, die ich um Rat frage, sicher nicht meine Friseurin. Wenn ich meine Haare färben möchte, gibt nicht mein Kardiologe die besten Tipps. Warum sind diese Regeln im Internet und in den sozialen Netzwerken plötzlich aufgehoben? Werden Sie selbst zum Experten für Ihre Gesundheit, indem Sie sich Ihre eigene Meinung bilden. Und das können Sie nur, wenn Sie mehrere Quellen betrachten, gegenteilige Meinungen zulassen und letztendlich das Gelernte auf Ihre persönliche Lebensrealität, Ihre Ziele, Ihre Wünsche und Ihre Möglichkeiten hin anpassen.

5 Warum es Hacker nicht nur am Computer gibt

Ich biege gerade vom Feldweg in den Wald ab und bemerke, dass es deutlich kühler wird. Ich kann sogar etwas schneller laufen, ohne dass es mich mehr anstrengen würde – die Kühle tut mir gut. Der Wald tut mir gut. Er wirkt hier am Rande von Berlin wie eine Klimaanlage. Im Sommer sorgt er für Kühle, im Winter ist es hier wärmer. Eine Sache, die schön ist am regelmäßigen Laufen, ist das Erleben der Jahreszeiten. Die Welt um mich herum ändert sich sehr langsam. Zunächst kaum merklich, aber über die Zeit hinweg doch dramatisch. Im Frühjahr ist die Natur noch recht karg vom zurückliegenden Winter, aber nur, um dann explosionsartig aufzublühen. Der tägliche Lauf gibt mir die Möglichkeit, Dinge zu erleben, zu denen ich im Alltag als Stadtmensch sonst kaum Zugang habe.

Neulich war nach einem Sturm ein Baum auf den Waldweg gestürzt. Zunächst ärgerte mich das, denn ich musste nun einen kleinen Umweg um den gefallenen Baum herumlaufen, den festen Weg verlassen und durch das Unterholz stapfen. Falls Sie auch Läufer sind, wissen Sie, was das bedeutet: eine schlechtere Zeit auf der Garmin-Uhr und bei Strava. Es bedeutet auch, aus dem Tritt zu kommen und danach, wenn man wieder auf dem Weg ist, erneut den alten Rhythmus finden zu müssen. Dasselbe Problem hatten wohl auch andere Läufer und Spaziergänger, denn nach nur wenigen Tagen bildete sich ein kleiner Trampelpfad um den umgestürzten Baum herum. Es war nun nicht mehr so beschwerlich, hier abzubiegen, und ich konnte schon fast meinen alten Rhythmus beibehalten. Nach einigen Wochen war der neue Trampelpfad genauso fest wie der ursprüngliche Weg und bald würde man gar nicht mehr erkennen können, dass es früher an dieser Stelle geradeaus ging, dort, wo jetzt der Baum lag.

Laufen steigert nicht nur die Herzfrequenz und verbessert die Glukosetoleranz, Laufen ist auch ein hervorragender Lehrmeister für unser Leben. Ich kann es nicht ändern, dass der Baum umgefallen ist, ich kann mir allerdings einen neuen Weg suchen und dadurch den Wald neu gestalten. Und so plastisch, wie der Wald ist, so plastisch ist auch unser Körper. Wir müssen nur unser Verhalten ändern, unser Körper wird sich unweigerlich anpassen – und wenn wir es geschickt anstellen, wird er dadurch sogar ein Stückchen besser. Wenn wir es hingegen falsch anstellen, wird er kränker.

Wäre es vielleicht besser gewesen, einen Forstarbeiter zu rufen, damit der Baum entfernt und somit der ursprüngliche Weg wieder gangbar wird? Was für eine philosophische Frage, in der es letztendlich um den Ansatz geht, ob wir mit oder gegen die Natur leben sollten. Als Arzt weiß ich: Kämpfe niemals gegen die Natur, sie wird immer gewinnen. Auch wenn viele Versuche der modernen Medizin etwas anderes anstreben.

Vor einiger Zeit war ich auf einer Anti-Aging-Konferenz in China als Redner eingeladen. Was für ein Erlebnis! Der Veranstalter besaß in der Nähe von Peking eine eigene Insel mit einer großen Hotel- und Klinikanlage und hatte Ärzte und Wissenschaftler aus aller Welt zu dieser Zusammenkunft eingeladen. Alles, was im Bereich der Langlebigkeitsmedizin Rang und Namen hatte, fand sich auf der Insel ein, um über die aktuellen Trends und Erkenntnisse der Anti-Aging-Medizin zu diskutieren. Und hierbei nicht immer im Einklang mit der Natur.

Nun denken Sie bei Anti-Aging vielleicht zunächst an Lotionen, Cremes und kosmetische Operationen. Aber weit gefehlt: Die moderne Anti-Aging-Wissenschaft möchte Menschen nicht nur jung erscheinen lassen, sondern auch jung erhalten. Und dabei ist sie in den letzten Jahren ein großes Stück vorangekommen. Vorbei sind die Zeiten, in denen man lediglich über Hormontherapie und antioxidative Vitamine sprach. Heute geht es auch um »die harten Dinge«: Stammzelltherapie, Transhumanismus, Computer-Brain-Upload sowie Biohacking.

Mir hat die Konferenz auf mehreren Ebenen die Augen geöffnet. Zum einen staunte ich über den Reichtum und den Prunk, mit dem diese Konferenz organisiert wurde. Anti-Aging-Medizin ist vielleicht noch ein Nischenmarkt, aber sicherlich ein sehr lukrativer. Und das ist auch gut nachvollziehbar, denn Menschen wollen gesund und fit möglichst lange leben – und wenn die Medizin dabei helfen kann, dann darf das anscheinend auch etwas kosten. Zum anderen war ich aber erstaunt, wie tief die unterschiedlichsten medizinischen Fachrichtungen in das neue Gebiet verzahnt sind. Von der Dermatologie bis hin zur Zahnmedizin, von der Chirurgie bis zur Genetik – alles, was Rang und Namen hatte, war vertreten. Aber nicht nur Ärzte waren auf der Konferenz, sondern auch Informatiker, Grundlagenwissenschaftler und Biohacker.

FÜR FAULE, DIE ES GENAU WISSEN WOLLEN

Tod im Tank

Biohacker? Was ist eigentlich Biohacking? Wir kennen alle das Computerhacking, aber was hat das mit Biologie und dem Menschen zu tun?

Zunächst einmal geht es beim Biohacking darum, die Biologie des eigenen Körpers so zu verstehen, dass man sie für sich selbst im Do-it-yourself-Verfahren optimieren kann. Und die Maßnahmen hierfür sind vielfältig. Sie reichen vom gezielten Essen einer Avocado bis hin zur Injektion von sogenannten Genscheren *(Crispr)* – also natürlich keinen wirklichen Scheren, sondern Molekülen, die unser Erbgut verändern.

Einer der bekanntesten Biohacker war sicherlich Aaron Traywick. Im Rahmen seiner Suche nach Optimierung seines Körpers – mit der Philosophie eines Computerhackers – hatte er sich unter anderem bewusst mit dem Herpesvirus infiziert und sich mit experimentellen Gentherapien beschäftigt, die er sich selbst sogar öffentlich auf einer Bühne vor versammeltem Publikum injizierte. Eines Tages wurde Traywick tot in einem Isolations-Tank aufgefunden. Bei so einem »Sensory deprivation tank« handelt es sich um eine Kammer, in der der Nutzer in einer Salzwasserlösung nahezu schwerelos treibt. Die Verminderung der äußeren Reize in diesem Tank kann meditative Zustände auslösen und beruhigend auf den Menschen wirken. Traywick ist anscheinend in diesem Tank ertrunken, nachdem er das Narkosemittel Ketamin verwendet hatte. Er war gerade einmal 28 Jahre alt.

Biohacking ist nicht immer gefahrlos, vor allem, wenn man es »gegen die Natur« durchführt. Beim Anti-Aging-Kongress in China waren zwar auch Biohacker anwesend, aber glücklicherweise nicht solche extreme, wie Traywick einer war. Die Erkenntnisse der Forscher und Wissenschaftler waren allerdings dennoch beeindruckend.

Moderne Methoden der Anti-Aging-Medizin können nicht nur den Hormonstatus des Menschen positiv beeinflussen, sondern auch Zellen wachsen lassen oder gar die Energieversorgung innerhalb des Gewebes verbessern. Sie haben dadurch das Potenzial, uns nicht nur leistungsfähiger zu machen, sondern auch gesünder, und vielleicht können sie sogar unser Leben verlängern. Aber würden Sie sich Moleküle injizieren lassen, die Ihre Gene verändern? Würden Sie sich Betäubungsmittel spritzen lassen, nur um einmal richtig zu entspannen? Auch wenn Sie – wie ich – beide Fragen mit Nein beantworten, können Sie doch für sich selbst Biohacking anwenden. Und zwar mit durchschlagendem Erfolg.

Das 4-Sekunden-Biohacking für Faule

Sie werden wahrscheinlich erstaunt sein, wenn ich Ihnen sage, dass eine sehr effektive Methode des Biohackings nämlich in perfekt dosierter und orchestrierter sportlicher Aktivität besteht – und das sogar relativ gefahrlos. In der Tat gibt es zum Beispiel Übungen, die die Anzahl und die Dichte von Mitochondrien in unseren Zellen anwachsen lassen und dadurch zu einer vermehrten Energiebereitstellung führen. Und mehr Energie bedeutet, wacher und kräftiger zu sein, eine bessere Leistungsfähigkeit zu haben und dadurch letztendlich auch mehr Lebensfreude zu erleben. Sie werden aber noch erstaunter sein zu erfahren, dass diese »Mitochondrien-Übung« genau vier Sekunden Ihrer Zeit in Anspruch nehmen wird. Vier Sekunden! Die richtige Übung mit der richtigen Intensität in der richtigen Dauer kann also wahre Wunder bewirken. Das ist Biohacking für Faule und bringt uns dem Konzept der »Gesundheit für Faule« schon ein großes Stück näher.

Ihre Gesundheit selbst im Griff

Bevor Sie mit dem Biohacking beginnen, wollen Sie wahrscheinlich wissen, was Sie gewinnen können. Was soll ich lange um den heißen Brei herumreden? Sie werden Übungen kennenlernen, die nicht nur die eigene Fitness steigern, sondern wissenschaftlich bestätigt folgende Krankheiten verhindern oder zumindest positiv beeinflussen können:

- Bluthochdruck
- Diabetes
- Übergewicht
- Arteriosklerose
- Venenschwäche
- Asthma
- Osteoporose
- Arthrose
- Rückenschmerzen
- andere chronische Schmerzen
- Depressionen
- Schlafstörungen
- Infektanfälligkeit
- einige Krebserkrankungen
- Demenz

Wichtig hierbei ist allerdings, dass es nicht »die eine Übung« gibt, die das alles bewerkstelligen kann. Es ist immer der Mix aus allen Übungen und vor allem das Dranbleiben. Gesundheit für Faule soll uns für immer begleiten – ein Leben lang.

Aber natürlich gibt es auch im Biohacking eine breite Spanne von Interventionen. Die Injektion einer Gentherapie ist eine andere Hausnummer als das genussvolle Essen einer Handvoll Paranüsse (sehr gut übrigens gegen erhöhten Cholesterinspiegel). Und jeder Einzelne von uns muss für sich entscheiden, wie sehr er sich selbst optimieren möchte und welchen Aufwand er dabei betreiben will.

DER FAULE TIPP FÜR ZWISCHENDURCH

Fette essen gegen Fette im Blut

Sie wollen eine Senkung Ihres Cholesterinspiegels ohne Tabletten? Dann versuchen Sie es mal mit Nüssen. Studien konnten zeigen, dass 70 g Nüsse täglich ausreichen, um den Gesamtcholesterinwert um ungefähr 5 % und das schädliche LDL-Cholesterin um fast 8 % nach unten zu drücken. Nicht schlecht für ein Lebensmittel, das auch noch schmeckt.

Nehmen wir einmal an, Sie sitzen den größten Teil Ihres Tages im Büro am Schreibtisch, Ihren Arbeitsweg verbringen Sie in Bus, Bahn oder Auto und am Abend schauen Sie gerne Serien auf Netflix. Wie viel zusätzliche körperliche Aktivität müssten Sie in Ihr Leben einbauen, um einen gesundheitlichen Effekt zu erzielen?

Die richtige Dosis der Aktivität

Wenn es um Aussagen zu gesundheitlichen Risiken und Verhaltensweisen geht, ist die Weltgesundheitsorganisation WHO sicherlich eine gute Adresse, um Informationen zu bekommen. Und in der Tat hat sich die WHO auch mit der Frage nach der optimalen Dosis von Aktivität auseinandergesetzt. Wenn Ärzte und Wissenschaftler versuchen, einen Konsens über solche Fragen zu erlangen, und als Ziel haben, öffentliche Empfehlungen auszusprechen, dann setzen sich die Experten zusammen, werten Studien anderer Wissenschaftler aus und streiten und diskutieren miteinander. Hier geht es nicht um Meinungen, sondern um Evidenzen. Die WHO gibt nicht die Meinung eines einzelnen Fitnesstrainers weiter, der uns sexy machen möchte, und die WHO möchte uns auch keinen EMS-Sixpack-Gürtel verkaufen. Die WHO sammelt Daten, analysiert und bewertet diese und gibt dann Empfehlungen – ob sie uns gefallen oder nicht.

Und hier sind sie, die Empfehlungen der Weltgesundheitsorganisation zu Sport und körperlicher Aktivität, kurz zusammengefasst. Die WHO empfiehlt: 150 Minuten pro Woche moderate Aktivität oder 75 Minuten pro Woche starke Aktivität.

WAS WIR FAULE UNS MERKEN SOLLTEN

Die WHO empfiehlt für unsere Gesundheit: 150 Minuten pro Woche moderate Aktivität oder 75 Minuten pro Woche starke Aktivität.

So, nun lehnen wir uns gemeinsam zurück, atmen tief durch und lassen das erst einmal sacken, bevor wir versuchen, diese Aussage zu bewerten, um sie dann zu unserer persönlichen Lebensrealität in Bezug zu setzen. Um es gleich vorwegzunehmen: Ich persönlich finde die WHO-Empfehlung fehlerhaft kommuniziert und schwierig. Aber dazu später mehr. Lassen Sie uns erst einmal einen Blick darauf werfen, was eigentlich eine »moderate Aktivität« ist und wie sie sich von einer »starken Aktivität« unterscheidet, denn nur so können wir die offiziellen WHO-Empfehlungen nachvollziehen.

Warum Jogging 8-mal anstrengender ist als Netflix

Sportmedizinisch können wir die Belastung einer Aktivität mithilfe des *Metabolischen Äquivalents* – oder dem sogenannten MET – einstufen. Mithilfe der METs lassen sich unterschiedliche Aktivitätsformen vergleichbar machen, also eine im Alltag ganz wichtige Messgröße. Häufig fragen mich meine Patienten: »Womit verbrenne ich mehr Kalorien: Fahrradfahren oder Jogging?« Die Kenntnis der MET gibt uns eine klare Antwort auf diese Frage.

Wissenschaftlich gesehen beschreibt das MET das Verhältnis des Arbeitsumsatzes zum Ruheumsatz. Anders gesagt: Wenn ich auf der Couch liege und Netflix schaue (Ruheumsatz), entspricht mein Arbeitsumsatz (das Auf-der-Couch-Liegen) dem Ruheumsatz – das Metabolische Äquivalent MET ist also gleich 1. Wenn ich nun von der Couch aufstehe, erhöht sich mein Stoffwechsel – also mein Arbeitsumsatz – und das MET steigt an.

FÜR FAULE, DIE ES GENAU WISSEN WOLLEN

Nicht nur beim Auto:
Auf den Verbrauch kommt es an

Ein durchschnittlicher Mensch verbraucht bei der Leistung von 1 MET genau 1 kcal pro Kilogramm seines Körpergewichts pro Stunde. Also 70 kcal Verbrauch pro Stunde bei einem 70 kg schweren Menschen.

Die Definition von moderaten Belastungen gemäß der WHO-Empfehlungen liegt bei 3–5 MET, die von hohen Belastungen bei mindestens 6 MET oder mehr. So leid es mir tut: Das Auf-der-Couch-Liegen und der Griff zur Chipstüte zählt also nicht zu einer auf die 150 Minuten anrechenbaren Belastung dazu, da es keine Belastung von mindestens 3 MET ist. Dennoch müssen wir nicht alle zum Leistungssportler werden, um unser WHO-Punktekonto zu füllen. Ich spreche außerhalb des Leistungsbereiches sowieso nicht gerne von Sportlern, sondern lieber von »ambitionierten Faulen« – das nimmt ein wenig Druck von uns und stellt den Spaß in den Vordergrund, denn um Spaß geht es schließlich auch.

Hier sind einige Beispiele für moderate Belastungsformen, die 3–5 METs ausmachen:

FÜR FAULE, DIE ES GENAU WISSEN WOLLEN

Wie schwer ist schwer?

Moderate Belastungen mit 3–5 MET[1]

Gehen / Walken in der Ebene (ca. 5,5 km/h)	4 MET
Gehen / Walken in der Ebene (ca. 6,5 km/h)	5 MET
Rasenmähen	4 MET
Holz tragen und stapeln	5 MET
Schwimmen (kein Sportschwimmen)	4 MET
Tanzen	4 MET
Pilates	4 MET
Tischtennis	4 MET
Reiten (der Reiter, nicht das Pferd)	4 MET
Golfen (ohne Golfcart)	4 MET
Tennis	5 MET
Radfahren in der Ebene unter 16 km/h	4 MET

Alle diese und vergleichbare Tätigkeiten könnten also auf dem WHO-Punktekonto angerechnet werden, um auf die erwünschten 150 Wochenminuten zu kommen. Wenn wir aber die hohe Belastungsintensität erreichen wollen, dann müssen wir uns schon ein wenig mehr anstrengen und uns so richtig zum Schwitzen bringen. Hier einige Beispiele für hohe Intensitäten (siehe. Tabelle).

Interessant ist ein Blick auf das Radfahren. Hier zeigt sich sehr deutlich, dass ein und dieselbe Tätigkeit sowohl zu den moderaten als auch zu den hohen Belastungen gehören kann. Langsames Fahrradfahren, wie es viele Menschen im Alltag tun, ist eine moderate Belastung. Wenn ich allerdings Gas gebe und in die Pedale trete, wird durchaus eine hohe Belastung daraus. Wenn dann noch etwas Gegenwind dazukommt, haben sie alles richtig gemacht.

Sie sehen also, man muss ganz schön loslegen, um die hohen Belastungsstufen zu erreichen. Andererseits spart man auch Zeit in seinem Wochenprogramm, denn wir benötigen nach Ansicht der WHO ja nur 75 Minuten dieser Aktivitäten anstelle von 150 Minuten.

Ist doppelt so anstrengend doppelt so gesund?

Hier liegt meiner Meinung nach schon das erste Problem der WHO-Empfehlung. Durch die Zeitangaben der WHO von 150 Minuten und 75 Minuten ergibt sich – zumindest gefühlt – folgende Aus-

FÜR FAULE, DIE ES GENAU WISSEN WOLLEN

Wie schwer ist richtig sauschwer?

Hohe Belastungen mit 6 MET[2]

Schnelles Gehen in der Ebene (ca. 7 km/h)	MET
Wandern mit mittlerer Geschwindigkeit und Steigung	7 MET
Laufen mit ca. 8 km/h in der Ebene	8 MET
Laufen mit ca. 9,5 km/h in der Ebene	10 MET
Schneeschippen	7 MET
Sportschwimmen	10 MET
Aquafitness	8 MET
Radfahren in der Ebene (20–23 km/h)	8 MET
Radfahren in der Ebene (24–25 km/h)	10 MET

sage: »Hohe Belastungsformen sind doppelt so wertvoll wie moderate Belastungen, schließlich brauche ich nur halb so viel Zeit dafür.« Und diese Schlussfolgerung ist falsch! Der gesundheitliche Nutzen von hoher Belastung übersteigt nämlich um ein Vielfaches den der moderaten Belastung. Das Verhältnis ist hier nicht 2:1, sondern eher 4:1![3]

Stopp! Diese Erkenntnis ist so wichtig, dass wir uns noch ein wenig mit ihr beschäftigen müssen. Ich mime jetzt mal kurz den Spielverderber, den Drill-Instructor, den Bundestrainer für die faulen Couch-Potatoes auf dem Weg zur Sofa-WM. Wir müssen kurz gemeinsam unsere Komfortzone verlassen und einer Tatsache ins Auge schauen: »Schwitzen ist gut!«, rufe ich. »Gebt alles!« Es ist wichtig, zeitweise über seine eigenen Grenzen zu gehen. Belastungen durch große Anstrengung führen nämlich zu ganz anderen Vorgängen im Körper als milde Belastungen. Wir dürfen nicht vermeiden, uns ab und an zu quälen. Pillepalle reicht nicht aus!

Der Mythos des Wohlfühlbereichs

Hohe Belastungen sind für unsere Gesundheit wichtig und können nicht einfach durch geringere Belastungen ersetzt werden, auch wenn wir die geringen Belastungen einfach eine längere Zeit durchführen. Ein Spaziergang, egal wie lang, ersetzt keinen Dauerlauf, ein langsames Radfahren nicht den Sprint. Das Auto weiter weg zu parken und die restlichen Meter zu Fuß zu gehen, ist zwar gut für uns, kann aber nicht eine hochintensive und anstrengende Übung ersetzen. Wir brauchen für eine optimale Gesundheit beides: die alltägliche moderate Belastung, aber auch die Momente, die uns den Schweiß auf die Stirn treiben, den Atem rauben und unsere Muskeln zum Zittern bringen.

DER FAULE TIPP FÜR ZWISCHENDURCH
Kurz und heftig, das wirkt deftig!

Die Erkenntnis, dass schweißtreibende Belastungen einen höheren Effekt auf unsere Gesundheit haben, hat weitreichende Konsequenzen. Denn wenn wir uns anschauen, wie Sport und Aktivität zurzeit in den Medien bewertet werden, bekommt man ein anderes Bild. Es wird häufig eine Form von Wohlfühl-Welt entworfen, in der ein Abendspaziergang schon die größte Zumutung ist, die man den Zuschauern oder Lesern zutraut. Die Treppe zu nehmen anstelle des Fahrstuhls ist das Heilversprechen Nummer eins, und »Hauptsache, du machst überhaupt etwas und fühlst dich wohl dabei!« sorgt zwar für gute Quoten und Verkaufszahlen, bildet die Realität aber nicht korrekt ab.

GEHEIMNISSE AUS DER FAULEN PRAXIS

Ein tödlicher Irrtum: Warum wir uns so häufig verschätzen

Als Fernseharzt weiß ich: Sport hat bei den etablierten Medien genau die gleiche Wirkung wie Weihwasser auf den Teufel. Es wird lieber stundenlang über die Wirkung einzelner Lebensmittel auf den Körper schwadroniert als zu anstrengenden Aktivitäten aufgerufen. Wenn es zum Beispiel um Diäten und Gewichtsreduktion geht, fällt allenfalls im Nebensatz der Hinweis, dass man sich auch zusätzlich mehr bewegen sollte. Sport findet im Fernsehen fast nur passiv statt, als Zuschauer bei Fußballspielen und in der Sportschau. Sport ist etwas für andere, wir überlassen es lieber den Profis.

Ich weiß, das ist von mir wahrscheinlich eine sehr pessimistische Sicht auf die Dinge und viele von uns sind durchaus Hobbysportler und dabei sehr engagiert. Die breite Masse überschätzt allerdings die eigene sportliche Leistung und die Aktivität, die im Laufe des Tages erbracht wird. Wir überschätzen generell unser Aktivitätsniveau und wir unterschätzen die aufgenommenen Kalorien der Lebensmittel – mit weitreichenden Konsequenzen für unser Körpergewicht und unsere Gesundheit. Mein morgendlicher Lauf in die Praxis, immerhin 10 km, verbrennt bei meiner Körpergröße und meinem Gewicht ungefähr 600 kcal. Ein Big Mac allein hat ungefähr 500 kcal, und das ohne Softdrink und Fritten. Und lassen Sie sich gesagt sein: Einen Burger esse ich schneller, als ich die 10 km laufe.

So, Ende mit dem Drill-Instructor-Modus. Denn die Erkenntnis, dass hohe Belastungen einen vierfach höheren Effekt auf unsere Gesundheit haben und wir in der Dauer davon sogar weniger brauchen als von moderaten Belastungen, ist eigentlich etwas sehr Schönes. Wir benötigen nämlich weniger Zeit für überproportional große Resultate. Wenn das nicht Gesundheit für Faule ist! Faul sein bedeutet also nicht, Schweiß zu sparen, sondern Zeit. Dazu später aber mehr. Werfen wir erst mal einen Blick auf die niedrigen moderaten Belastungen und wie auch diese unsere Gesundheit fördern können.

6 Wie wir mehr Gesundheit in unser Leben bringen können

Während ich den Waldweg verlasse und den Bürgersteig erreiche, der weiter in Richtung Stadt führt, plane ich in Gedanken den Tag, der vor mir liegt. Er beginnt mit einer längeren Sprechstunde in meiner Hausarztpraxis. Ich werde viele unterschiedliche Patienten sehen. Dafür verwende ich immer mehrere Sprechzimmer, um Zeit zu sparen. Das heißt, dass ich nach jedem einzelnen Patienten aufstehe und in ein anderes Zimmer gehe.

Diesen Luxus hat nicht jeder Arbeitnehmer in Deutschland. Viele Menschen sitzen im Büro an Computern und stehen stundenlang nicht auf. Und dieses sitzende Verhalten hat katastrophale Auswirkungen auf unseren Körper. Zum einen führt längeres Sitzen zu Rückenschmerzen. Unser Bewegungssystem ist darauf ausgelegt, bewegt zu werden – anders können viele Strukturen, wie zum Beispiel die Bandscheiben, nicht ernährt werden. Muskeln brauchen Bewegung, Sehnen brauchen Zug- und Knochen Druckbelastung. Und wenn diese über Stunden hinweg ausbleiben, führt das unweigerlich zu Problemen.

Zum anderen benötigt auch unser Stoffwechsel körperliche Aktivität. Eine sehr interessante Studie zeigte, dass Menschen, die längere Zeit sitzende Tätigkeiten durchführen, Blutwerte wie Diabetiker bekommen. Diese Stoffwechselentgleisung könnte allerdings durch regelmäßiges Aufstehen und kurze Einheiten von körperlicher Bewegung normalisiert werden.

Ich konnte die Ergebnisse dieser Studie sogar am eigenen Leib nachvollziehen. Aus Neugierde habe ich mir vor einiger Zeit einen Chip auf die Haut geklebt, der mithilfe einer kleinen Nadel kontinuierlich meinen Gewebezucker gemessen hat. Dieser Gewebezucker entspricht, mit leichter zeitlicher Verzögerung, dem Blutzucker, den auch ein Diabetiker regelmäßig bestimmen muss, um die benötigte Insulinmenge zu errechnen. Der Chip misst also diesen Zuckerwert alle zwei Minuten und überträgt ihn an das Smartphone. Eine großartige Methode, den Zuckerstoffwechsel im Laufe eines Tages zu beurteilen – auch für gesunde Menschen, die nicht an einer Zuckerkrankheit leiden.

Ich hatte mir also diesen Chip auf die Haut geklebt, um zu schauen, wie einzelne Nahrungsmittel meinen Zuckerwert verändern würden. Eigentlich wollte ich vor allem schauen, ob meine geliebte Schokolade wirklich ein Problem für mich darstellt. Die größte Überraschung kam allerdings gleich am ersten Tag und hatte mit Schokolade nicht das Geringste zu tun: Nach dem Genuss eines vegetarischen Döners schoss nämlich mein Zucker in die Höhe – auf Werte, die ich sonst nur von meinen Diabetiker-Patienten kannte. Ich war entsetzt, schließlich bin ich normalgewichtig und sportlich und hatte zuvor noch niemals Probleme mit meinen Blutzuckerwerten gehabt. Auch ist ein Döner nicht wirklich eine Zuckerbombe, von der ich erwartet hätte, meinen Stoffwechsel entgleisen zu lassen. Ich fragte mich, wie lange ich meinen Körper wohl schon mit Döner und Co. geschädigt hatte.

Meine Neugierde war geweckt und so verbrachte ich die folgenden Tage damit, unterschiedliche Bestandteile des Döners einzeln zu essen, um herauszufinden, welche Zutat meinen Körper belastet. Es war nicht der Salat oder die Sauce, es war das Brot! Fladenbrot führt bei mir also zu einem enormen Anstieg des Blutzuckerwertes. Ich habe diesen Versuch mit einigen meiner Patienten nachgestellt und war überrascht, dass bei manchen Menschen Fladenbrot überhaupt keinen Anstieg des Zuckers verursacht, bei anderen allerdings genau die gleiche Reaktion hervorruft wie bei mir.

Es gibt also unterschiedliche Stoffwechseltypen, die ganz unterschiedlich auf verschiedene Nahrungsbestandteile reagieren. Ernährung ist hoch individuell! In meinem Fall stellte ich mir allerdings die Frage, wie ich zukünftig mit Brot und Döner umgehen sollte. Schließlich esse ich gerne Brot und ich liebe auch den türkischen Imbiss an der Ecke. Ich suchte also nach einer Möglichkeit, weiter ungestraft Döner essen zu können – ohne dass mein Zucker in astronomische Höhen schießt.

Die Lösung war – wie sollte es auch anders sein – körperliche Aktivität. Mithilfe des Gewebezucker-Chips habe ich herausgefunden, dass ich den übermäßigen Anstieg meines Blutzuckers verhindern kann, wenn ich nach der Mahlzeit 20 Minuten locker spazieren gehe. Ich führe also die zugeführten Kohlenhydrate ihrer eigentlichen Bestimmung zu: der Energiebereitstellung. Sitzen ist das neue Rauchen, sagt man. Und wenn wir den ganzen Tag im Büro am Computer sitzen und uns nicht bewegen, dabei vielleicht noch Kekse knabbern, schaden wir unserem Körper immens. Wir können am Abend einfach nicht aufholen, was wir im Laufe des Tages verpasst haben.

Der Blutzuckeranstieg nach meinem Döner führte schließlich auch zu einem Anstieg von Insulin in meinem Blut. Dieses Hormon sorgt unter anderem dafür, dass Fette nicht mehr so gut verbrannt werden können und letztendlich auf der Zielgeraden zu einem Anstieg meines Körpergewichts führen. Wenn ich den Blutzuckerspiegel allerdings durch die körperliche Aktivität eines Spaziergangs im Griff behalte, verhindere ich auch den übermäßigen Anstieg von Insulin. Ich verbrenne also nicht nur die Kalorien der zugeführten Kohlenhydrate, sondern verhindere auch die darauffolgende Blockade der Fettverbrennung.

Es ist also wichtig, zeitnah auf seinen Stoffwechsel einzuwirken, und das nicht nur über sportliche Aktivitäten zu bestimmten geplanten Zeiten. Wenn ein Lebensmittel dazu führt, den Blutzucker explosionsartig in die Höhe zu treiben, muss man sofort handeln und nicht erst Stunden später.

Ich bin fest davon überzeugt, dass wir zwischen zwei Arten von Aktivitäten unterscheiden sollten: Zum einen brauchen wir die sogenannten *formalen Aktivitäten*. Hierzu gehört der geplante Dauerlauf, das Tischtennisspiel, der Bowlingabend mit Freunden oder die Aqua-Fitness-Gruppe am Abend. Davon abzugrenzen sind allerdings die *nicht-formalen Aktivitäten*, die wir im Laufe des Tages durchführen, also der Weg zwischen Auto und Arbeitsstelle, die Treppe in die erste Etage und – wie bei mir – der Wechsel der Sprechzimmer zwischen den einzelnen Patienten.

Das Beste aus beiden Welten

Wir brauchen beides, formale und nicht-formale Aktivitäten. Genauso wenig wie es für einen Kettenraucher ausreichen würde, einmal abends im Stadtpark tief durchzuatmen, reicht es nicht aus, den ganzen Tag im Büro zu sitzen und dafür am Abend mit dem Triathlon-Training zu beginnen.

WAS WIR FAULE UNS MERKEN SOLLTEN

Wir benötigen beides: sanft und hart!

Für eine optimale Gesundheitswirkung ist es notwendig, dass wir sowohl regelmäßige Aktivitäten über den Tag verteilen als auch hochintensive Belastungseinheiten zu festgelegten Zeiten durchführen.

Nicht-formale Tagesaktivitäten sind also Aktivitäten, die unsere Muskulatur und unser Herz-Kreislauf-System fordern und den Energiebedarf dafür über den Grundbedarf hinaus steigern, also mehr als 1 MET verbrauchen.

Dem gegenüber stehen die *formalen Aktivitäten*, also geplante und strukturierte Aktivitäten, die mit dem Ziel durchgeführt werden, die Gesundheit zu verbessern oder zumindest zu erhalten. Sie sollten durchaus in höheren Belastungsbereichen stattfinden und gezielt auf Schwächen wirken. Wie gesagt: Training ist immer das Training von Unzulänglichkeiten. Und mit diesen Unzulänglichkeiten sollten wir uns im Rahmen der formalen Aktivitäten beschäftigen.

Freestyle und Booster – Ihr Cocktail für die Gesundheit

Ein wichtiges Konzept der Gesundheit für Faule ist die Unterscheidung zwischen Freestyle (nicht-formale Aktivitäten) und Booster (die formalen Aktivitäten) – egal, ob es um Sport, Ernährung oder Entspannung geht. Interventionen finden immer in unterschiedlichen Dosisbereichen statt und haben dort ganz unterschiedliche Auswirkungen auf uns. Und meistens brauchen wir beides: den hohen und den niedrigen Dosisbereich. Wenn Sie sich als Hyper-Fauler allerdings zwischen beiden entscheiden müssen, dann wählen Sie den Freestyle-Bereich. Denn hier finden die prozentual größten Erfolge statt, doch dazu gleich mehr.

Mit minimalem Aufwand den maximalen Erfolg erzielen – das macht Freude. Wenn Sie allerdings mehr wollen, tasten Sie sich schrittweise an den Booster-Bereich heran. Hier macht es, nach einer Zeit der schmerzhaften Anpassung, besonders viel Spaß – egal, ob es um hochintensives Training beim Sport oder um Sitzmeditation geht. Aber Vorsicht: Der Booster-Bereich kann süchtig machen, wie Sie an meinen endlosen Läufen in und um Berlin sehen.

Geben Sie sich nicht mit der halben Wahrheit zufrieden

Wenn in den Medien zu hören oder zu lesen ist, dass wir das Auto stehen lassen oder die Treppe benutzen sollen, so ist diese Aussage gut und richtig, aber sie ist eben nur die halbe Wahrheit, denn sie konzentriert sich ausschließlich auf den Freestyle-Bereich. Natürlich gibt es endlose Tricks, die nicht-formalen Aktivitäten zu steigern. Bauen Sie sich Bewegungshürden und machen sich das Leben etwas schwerer, indem Sie zum Beispiel den Papierkorb von Ihrem Schreibtisch weg in die andere Ecke des Raumes stellen. Dadurch zwingen Sie sich, während der Arbeit häufiger aufzustehen. Parken Sie das Auto eine Querstraße weiter weg und gehen Sie die restlichen Meter zu Ihrem Ziel zu Fuß. Diese Tricks und Tipps sind gut und wichtig, reichen aber bei Weitem nicht aus, um das Optimale an Gesundheit für uns herauszuholen – auch nicht für uns Faule. Denn Sie erinnern sich: Sie benötigen auch hochintensive Aktivitäten für die optimale gesundheitliche Wirkung. Denn hochintensive Aktivitäten wirken einfach anders auf den Körper als moderate Aktivitäten. Wir brauchen beides, um gesund zu sein.

7 Warum die Kür manchmal genauso wichtig ist wie die Pflicht – Freestyle-Übungen für Faule

Zeitweise finde ich Laufen richtig anstrengend – und so ein Tag ist heute. Die Strecke zieht sich endlos hin und meine Beine tun mir weh. Soll ich weitermachen oder soll ich aufhören? Diese Frage brennt sich tief in meine Gedanken und lässt kaum Platz für die freien Assoziationen, die sonst meinen Lauf begleiten. Ein bekannter Sportarzt, den ich einmal als Gast in meiner Sendung hatte, sagte: »Wenn es beim Laufen wehtut, sollte man aufhören.« Wenn er damit recht hätte, könnte ich gar nicht erst loslaufen. Ich glaube, jeder Freizeitläufer weiß, dass es ab und an einfach schmerzt. Wichtig ist, dass man lernt, den »normalen« Schmerz von dem »Strukturschaden-Schmerz« zu unterscheiden. Je länger und je häufiger man läuft, umso erfahrener wird man.

Und so laufe ich auch heute weiter und versuche in mich hineinzuhören, ob alles noch im grünen Bereich ist oder ob mein Körper gerade zusammenbricht. Solche Läufe machen wenig Spaß, gehören aber zum Leben eines Läufers dazu. »Vielleicht laufe ich einfach langsamer«, denke ich mir und bremse etwas ab. Sofort fühlt es sich besser an. Das Wort »Schwächling« kommt mir umgehend in den Sinn und ich ärgere mich, dass ich nach so vielen Jahren Lauferfahrung immer noch nicht die Gelassenheit habe zu verstehen, dass man nicht jeden Tag Spitzenleistungen erbringen kann. Hohe Belastungen sind wichtig, aber halt nicht immer und jederzeit. Heute ist daher vielleicht eher ein Tag für »länger statt stärker«.

Bislang haben wir einen Blick auf die Belastungsintensität der WHO-Empfehlung für Sport und Bewegung geworfen. Wir haben festgestellt, dass es einen Unterschied zwischen moderater Belastung und intensiver Belastung gibt und wir beide Formen für unsere Gesundheit und unser Wohlbefinden brauchen. Bislang ging es also um die Stärke der Belastung. Lassen Sie uns nun einen Blick auf die Zeit werfen, die wir mit Aktivitäten verbringen sollten.

Ist die Länge wirklich wichtig?

150 Minuten moderate sportliche Aktivität oder 75 Minuten intensive sportliche Aktivität, so will es die WHO. Aber was würde es eigentlich bedeuten, wenn ich nur 120 Minuten moderate sportliche Aktivität durchführe? Gibt es dann keinen gesundheitlich positiven Effekt? Oder, noch extremer, wie wäre es, wenn ich nur 5 Minuten Sport mache? Hätte so eine minimale Aktivität überhaupt einen positiven Effekt auf mich?

Wenn wir die Empfehlungen der WHO anschauen, sieht es auf den ersten Blick nicht so aus. Die meisten Patienten, mit denen ich spreche, verstehen die 150-Minuten-Empfehlung nämlich als minimale Grenze an Aktivität, damit sie überhaupt wirkt, also ein Alles-oder-nichts-Prinzip. Grafisch könnte man das so darstellen:

Falsch verstandener Verlauf der körperlichen Wirkungen von Aktivität[4]

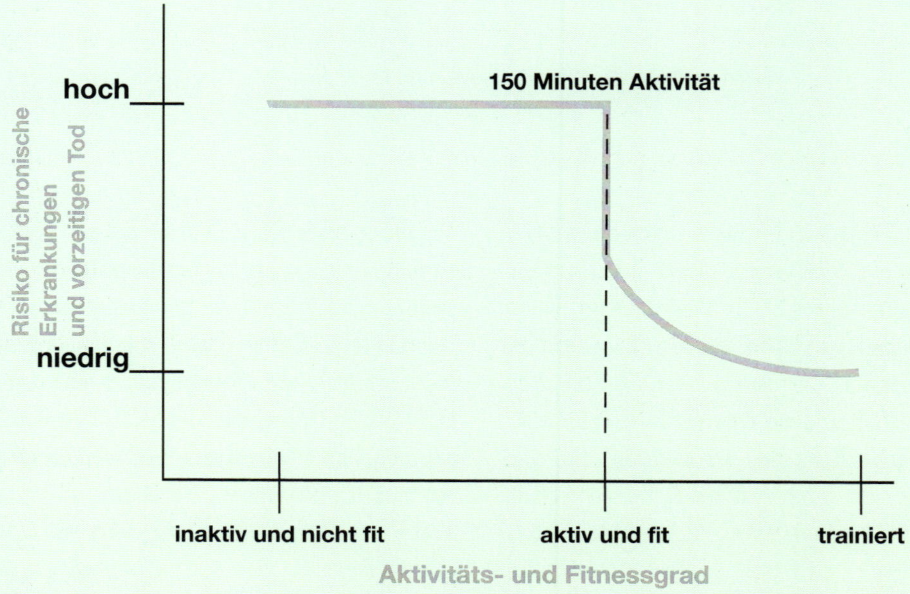

Aber die Vorstellung, dass in den ersten Minuten der körperlichen Aktivität nichts im Körper passiert, ist einfach Quatsch! Es gibt keine eindeutige Schwelle, bei der der gesundheitliche Nutzen von Sport und Bewegung einsetzen würde. Bereits ab der ersten Sekunde der Aktivität beginnt ein wahres Feuerwerk an körperlichen Anpassungsvorgängen, die uns in Richtung Wohlbefinden und Gesundheit steuern. Die Empfehlung der WHO ist vielmehr so zu deuten:

Tatsächlicher Verlauf der körperlichen Wirkungen von Aktivität[5]

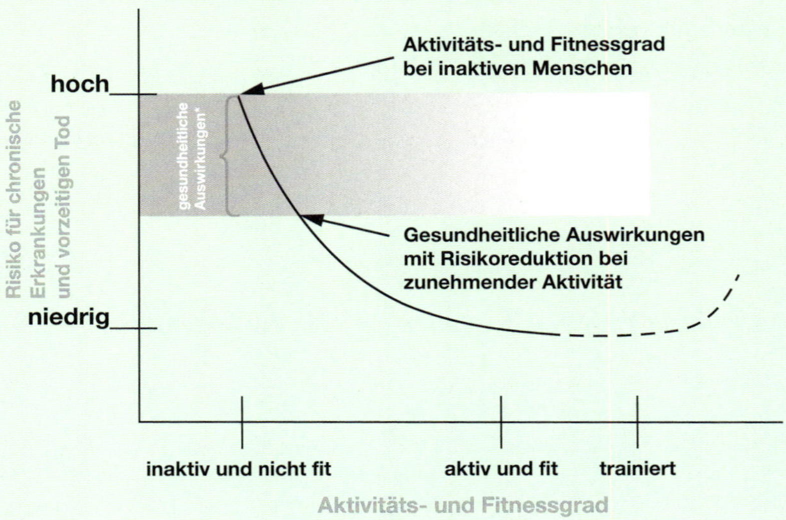

* Den größten Nutzen erreichen wir zwischen Nichtstun und Aufstehen (s. grauer Balken). Die Grafik zeigt, dass sich bereits in den ersten Momenten körperlicher Aktivität ein deutlicher Nutzen für unsere Gesundheit einstellt. Und nicht nur das: Prozentual ist der Nutzen von auch nur geringer Aktivität immens! Beim Aufstehen von der Couch finden die größten positiven Auswirkungen auf unseren Körper statt. Der Unterschied zwischen »Nichtstun« und »Einwenigtun« ist riesig!

Den größten gesundheitlichen Vorteil sehen wir tatsächlich bei Beginn der Aktivität und nicht im Leistungssportbereich. »Irgendetwas tun« versus »nichts tun« senkt unser Sterberisiko um ungefähr 20 %. Wenn wir die WHO-Empfehlung von 150 Minuten erreichen, senken wir das Risiko um 31 %. Wenn wir noch mehr machen wollen und uns im optimalen Bereich der Kurve aufhalten, erreichen wir 39 % verminderte Sterblichkeit. Darüber hinaus – dort, wo sich Leistungssportler aufhalten – gibt es keine weiteren Vorteile. Im Gegenteil, hier kann uns körperliche Aktivität sogar schaden.

WAS WIR FAULE UNS MERKEN SOLLTEN

Wir Faule müssen nicht aus unserer Haut, aber aufstehen müssen wir

Es muss kein Marathon sein und man muss sich auch nicht im nächsten Fitnessstudio anmelden, um sein persönliches Sterberisiko massiv zu senken. Unglaublich, aber wahr: Einfach aufstehen reicht aus! Wir sitzen nämlich zu viel rum. Wenn wir anfangen würden, uns auch nur ein bisschen zu bewegen, könnten wir unser Sterberisiko um unglaubliche 20 % senken. Durch optimiertes Training sind knapp 40 % drin, aber das reine Aufstehen reicht schon aus, um die Hälfte des Optimalen zu erreichen. Wir dürfen also faul sein – zumindest etwas.

Ich glaube, wenn wir weiter ungefiltert die 150 Minuten der WHO propagieren, geben viele Menschen auf, weil sie es einfach nicht schaffen, 150 Minuten sportliche Aktivität in ihren Alltag zu integrieren. Und diese Menschen sind dann vielleicht frustriert und verlieren jegliche Motivation, sich zu bewegen oder gar ein gezieltes Training aufzunehmen. Jeder einzelne Mensch profitiert von körperlicher Aktivität, egal in welchem Alter, und letztendlich ist es auch egal, wie stark diese Aktivität ist. Bereits im geringen Aktivitätsbereich kommt es zu einer gesundheitlichen Wirkung und einer massiven Senkung des individuellen Sterberisikos. Wie gesagt: »Aufstehen« versus »liegen bleiben« führt zu 20 % weniger Todesrisiko! Jede weitere Minute Aktivität ist natürlich von Vorteil, dass sollte uns aber nicht davon abbringen, überhaupt erst einmal aufzustehen. Genau hier liegt die größte Wirkung: aktiver Lebensstil versus inaktiver Lebensstil. Der erste Schritt macht den Unterschied, nicht der letzte!

Risikoreduktion im Vergleich »fitter Mensch« versus »unfitter Mensch«[6]

Risiko	Risikoreduktion
Allgemeines Todesrisiko	31 %
Herz-Kreislauf-Erkrankungen	33 %
Schlaganfall	31 %
Bluthochdruck	32 %
Dickdarmkrebs	30 %
Brustkrebs	20 %
Typ-II-Diabetes	40 %

Wenn ich von meinen Patienten aber nicht erreichbare Ziele einfordere, muss ich mich nicht wundern, wenn sie überhaupt nicht mit einer Lebensstilveränderung anfangen. Und das wäre sehr schade, schließlich gibt es viel zu gewinnen und nichts zu verlieren.

Mit Freestyle durch den Alltag gleiten

Tun wir also wenig und führen Freestyle-Übungen in unseren Alltag ein. Damit sammeln wir Punkte auf unserem 150-Punkte-Konto der WHO, ohne dass es uns wehtut.

Die idealen Freestyle-Übungen sollten einige Voraussetzungen haben, damit sie für uns faule Menschen infrage kommen:

FÜR FAULE, DIE ES GENAU WISSEN WOLLEN

Die idealen Freestyle-Übungen für Faule

1) Sie sollten im Alltag leicht durchführbar sein, ohne uns zu überanstrengen und zu sehr ins Schwitzen zu bringen. Schließlich wollen wir auch danach noch gut und entspannt aussehen.
2) Sie sollten im Intensitätsbereich zwischen 3 und 5 MET liegen (siehe Kapitel 5), damit sie zwar wirken, uns aber nicht überfordern. Geringere Intensität zählt nicht als 150-WHO-Punkt und mehr Intensität wäre einfach Verschwendung unserer Ressourcen, die wir anders sinnvoller nutzen könnten.
3) Sie sollten ohne Geräte oder Hilfsmittel auskommen. Alltagsgegenstände dürfen benutzt werden, wenn sie verfügbar sind, sollten aber keine Voraussetzung sein.
4) Wir sollten im Alltag idealerweise automatisch an die Übungen erinnert werden – ohne dass wir uns einen Wecker stellen müssen oder einen Trainingsplan benötigen.

Das ideale Trainingsgerät: die Wand

Eine Wand finden wir eigentlich immer irgendwo. Und eine Wand bietet die Möglichkeit, eine Vielzahl von Übungen durchzuführen, ohne dass es uns viel Aufwand kosten würde.

DER WALL-PUSH-UP – DER LIEGESTÜTZ ZWISCHENDURCH FÜR FAULE

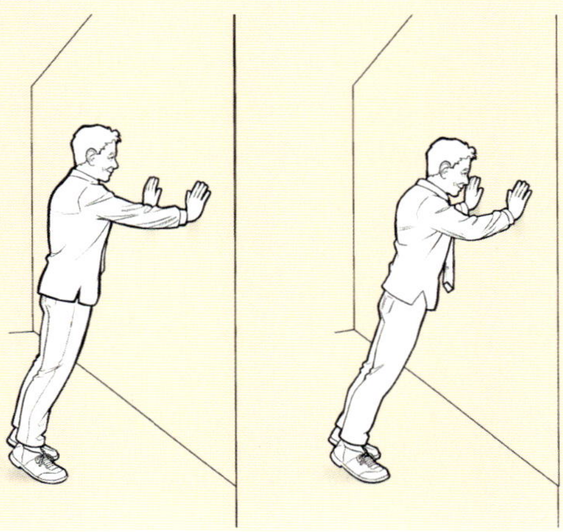

Während wir uns für einen Liegestütz auf den Boden begeben müssen, können wir Wall-Push-ups sehr einfach in den Alltag integrieren. Eine Hauswand, während wir auf den Bus warten, eine Zimmerwand bei Freunden oder ein Baum im Wald (der natürliche Wand-Ersatz für den Öko in uns), alles ideale Trainingsgeräte.

Gesundheitliche Wirkung

Eine Übung für den kleinen und den großen Brustmuskel sowie den Trizeps und die Schultermuskulatur. Ebenso für die tiefe Rückenmuskulatur, die wichtig ist für einen geraden Gang.

Wie mache ich es richtig?

- Setzen Sie die Hände etwas breiter als schulterbreit an die Wand und halten Sie den Rücken gerade.
- Für die Fußstellung gilt: Je weiter von der Wand weg, desto besser. Für Anfänger ist noch eine Zehenspitze Abstand erlaubt, Profis sind mit den Händen fast auf dem Boden.
- Beugen Sie die Arme, sodass sich Ihr Oberkörper Richtung Wand bewegt, und atmen Sie dabei ein.
- Strecken Sie dann die Arme wieder und atmen Sie aus. Achten Sie darauf, dass Sie Ihre Ellenbogengelenke nicht komplett durchstrecken, sondern machen Sie direkt den nächsten Wall-Push-up.
- Und zwar für insgesamt 30 Sekunden.

Wichtig dabei ist, dass Sie den Rücken möglichst gerade halten und die stabilisierende Muskulatur des Rumpfes anspannen. Sacken Sie nicht durch und verfallen Sie weder in ein Hohlkreuz noch in einen Buckel.

Das Geniale an einem Wall-Push-up ist, dass wir die Intensität der Übung ganz einfach einstellen können. Je aufrechter wir stehen, umso einfacher ist der Push-up an der Wand. Selbst mein über 90 Jahre alter Vater bekommt noch einige »Liegestütze« im Stehen an der Wand hin, und es ist auch gut, wenn er sie regelmäßig übt. Je kräftiger wir werden, umso tiefer kann man die Hände ansetzen und desto mehr nähern wir uns der klassischen Liegestütz-Position.

DER DIAMANTEN-PUSH-UP – FÜR FAULE, DIE ES WISSEN WOLLEN

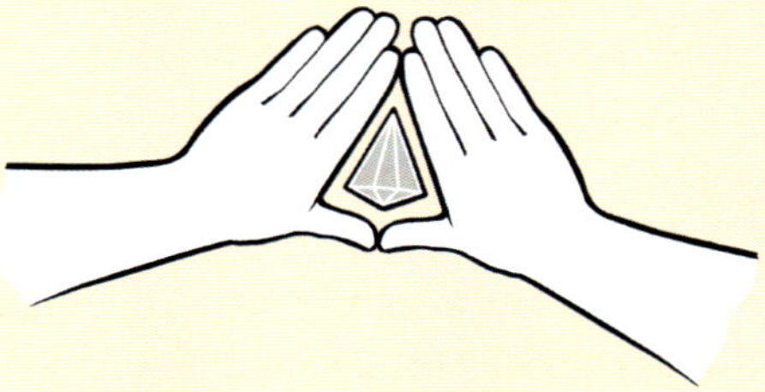

Nehmen Sie sich Zeit und führen Sie diese Übung langsam durch. Für die Beugung – also das Annähern zur Wand – sollten Sie doppelt so viel Zeit brauchen wie für das Abstoßen.

Gesundheitliche Wirkung

Eine Übung für den ganzen Körper wie den Bauch, den Rücken, die Brust-, Gesäß- und Beinmuskulatur. Besonders stark wirkt der Diamanten-Push-up aber auf die Oberarme, also genau da, wo die meisten von uns Probleme haben, denn wann im Alltag schubsen wir schon etwas von uns fort? Freuen Sie sich auf gestraffte Oberarme – hier kommt der Diamanten-Wall-Push-up!

Wie mache ich es richtig?

- Berühren Sie mit den Händen die Wand, und zwar auf Höhe der Mitte Ihrer Brust. Ihre Finger bilden dabei die Form eines Diamanten.
- Beugen Sie nun die Arme und bewegen Sie den Oberkörper in mäßigem Tempo in Richtung Wand, atmen Sie

dabei ein. Die Nasenspitze darf am Ende fast die Wand berühren. Achten Sie darauf, dass die Ellenbogen nahe am Körper bleiben und nicht nach außen wegklappen. Wir wollen die Brust- und Armmuskeln trainieren – ein Ausklappen der Ellenbogen würde die Belastung auf den Rücken verlagern und dafür gibt es andere Übungen.
- Strecken Sie anschließend die Arme wieder und richten sich auf, während Sie dabei ausatmen. Allerdings sollten die Gelenke nicht komplett durchgestreckt werden, also leiten Sie direkt die nächste Beugung ein.
- Wiederholen Sie die Übung für 30 Sekunden.

Nehmen Sie die gesamte Kraft aus den Armen und halten Sie Ihren restlichen Körper so fest wie ein Brett. Richten Sie sich danach auf und schauen Sie stolz und mit einem süffisanten Lächeln in die Umgebung. »Hallo, WHO!«, könnten Sie rufen. »Wieder ein Schritt näher an den 150 Minuten!«

Wenn Sie noch Zeit und Lust haben, wiederholen Sie die Übung oder führen Sie eine andere Wall-Übung durch. Oder machen Sie mit Ihrem Alltag einfach weiter. Die nächste Wand kommt bestimmt.

Für Profis: Die Handposition bestimmt die Wirkung. Je nachdem, ob Sie die Hände wie ein Diamanten-Push-up in Höhe Ihrer Körpermitte halten oder schulterbreit aufsetzen wie beim Wall-Push-up oder sich sogar etwas weiter nach außen wagen: Die Position Ihrer Hände bestimmt die Muskelgruppen, die Sie trainieren. Je dichter Sie die Hände führen, umso mehr verlagert sich die Anstrengung auf die Arme, je weiter Sie die Hände auseinandernehmen, umso mehr belasten Sie die Brustmuskeln. Spielen Sie mit verschiedenen Handstellungen. Vorbei sind die Zeiten für uns Männer, ständig am T-Shirt rumzuzuppeln, um die Männerbrüste zu verstecken, verbreitern Sie den Handabstand und los geht's.

DER FAULE TIPP FÜR ZWISCHENDURCH

Den Autopiloten programmieren

Wichtig für die Freestyle-Übungen ist, dass man sie regelmäßig, nahezu automatisch durchführt. Nur so kommen wir auf die 150 Minuten, die sich die WHO so sehnlich von uns wünscht. Sie sollten also in Ihrem Alltag möglichst automatisch an die Übungen erinnert werden. Ich persönlich denke zum Beispiel immer an die Wand-Übungen, wenn ich auf der Toilette bin – seltsam. Vielleicht deshalb, weil sich diese Übungen genial im Bad, aber auch auf öffentlichen Toiletten durchführen lassen. Und da wir im Laufe des Tages häufig aufs Örtchen müssen, werden wir die 150 Minuten in der Woche spielend erreichen. Nur: Hände waschen danach nicht vergessen, denn nicht nur auf der Klobrille, sondern auch auf der Toilettenwand tummeln sich Krankheitskeime.

DER WALL-SIT: GESUNDHEIT IM SITZEN

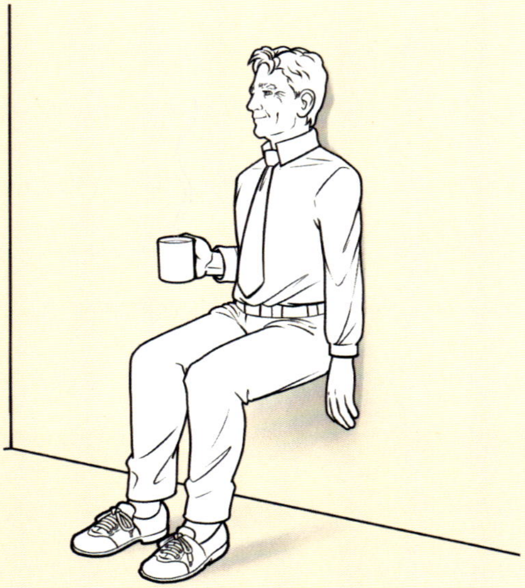

Der Wall-Sit ist eine wirklich geniale Übung. Während das Sitzen unter uns Ärzten keinen guten Ruf hat, ist das Sitzen an der Wand ein wahrer Turbo für Ihre Fitness.

Gesundheitliche Wirkung

Sie trainieren mit dieser Übung fast den gesamten Körper, ganz besonders die Rücken-, Brust-, Bauch-, Bein- und Hüftmuskulatur.

Wie mache ich es richtig?

- Stellen Sie sich mit dem Rücken an die Wand und lassen sich langsam herabgleiten, bis Sie in eine quasi sitzende Position kommen.
- Idealerweise stehen Ihre Knie nun in einer 90-Grad-Position – so wie beim Sitzen auf einem Stuhl, nur ohne Stuhl. Wenn Sie noch nicht so kräftig sind, können Sie aber auch erst einmal mit einer aufrechteren Stellung beginnen.
- Diese Position halten Sie nun für ca. 30 Sekunden.

Wie lange sind 30 Sekunden? Singen Sie in Gedanken einfach zweimal das Lied »Happy Birthday« und Sie haben eine ungefähre Vorstellung von 30 Sekunden. Ich persönlich habe das Lied umgedichtet in »Happy Hintern to you«. Machen Sie den Wall-Sit und Sie werden herausfinden, warum.

DER WALL-SIDE-PLANK: GELANGWEILT AUSSEHEN UND DENNOCH TRAINIEREN

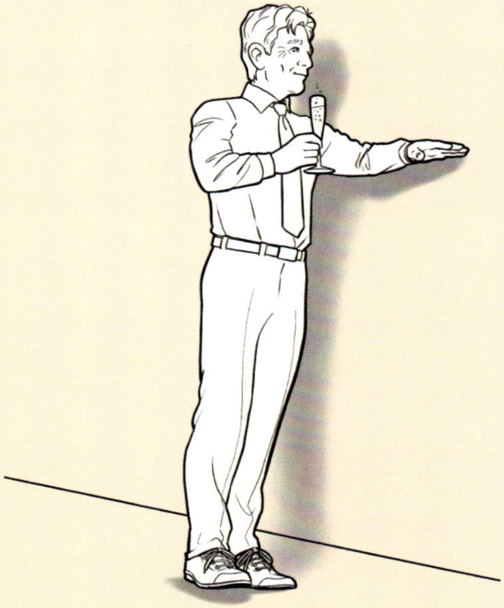

Gesundheitliche Wirkung

Schief stehen für eine aufrechte Haltung im Alltag. Diese Übung trainiert die Bauchmuskeln und die Core-Muskulatur – das ist die tiefe Muskulatur, die den Körper stützt.

Wie mache ich es richtig?

- Lehnen Sie sich an eine Wand und stellen Sie dabei Ihre Füße etwas weiter weg als sonst.
- Achten Sie darauf, dass Ihr Körper steif bleibt wie ein Brett.
- Versuchen Sie weiterhin gelassen zu lächeln, damit Ihre Kollegen nicht mitbekommen, dass Sie gerade Faulen-Sport machen. Die sollen sich einfach irgendwann wundern, wo all die Bauchmuskeln bei Ihnen herkommen, wo Sie doch anscheinend niemals trainieren.
- Nach 30 Sekunden richten Sie sich auf und wechseln, möglichst unauffällig, die Seite.

Wie oft am Tag lehnen Sie sich gelassen an eine Wand? Bestimmt mehrmals. Wenn Sie vielleicht einmal heimlich in einem Meeting trainieren wollen, sollten Sie den Wall-Side-Plank ausprobieren.

Je tiefer Sie die Hand oder den Arm an die Wand lehnen, umso schwieriger wird die Übung. Wie Sie das im Meeting hinbekommen, bleibt Ihrer Improvisation überlassen.

Ein weiteres perfektes Trainingsgerät, das fast immer da ist: der Stuhl

Ein Stuhl ist ebenfalls der perfekte Trainingspartner für ein Freestyle-Workout zwischendurch. Egal ob zu Hause, im Restaurant oder im Büro – einen Stuhl hat man fast immer in seiner Nähe. Und ein Stuhl-Workout lässt sich auch herrlich heimlich durchführen, sodass es fast nicht auffällt. Außerdem bietet ein Stuhl, da man ihn täglich nutzt, den idealen Impuls, wieder das 150-Punkte-WHO-Freestyle-Konto zu füllen. Ein solcher Impuls wäre zum Beispiel das Aufstehen vom Stuhl.

GETTING UP – ROUTINE

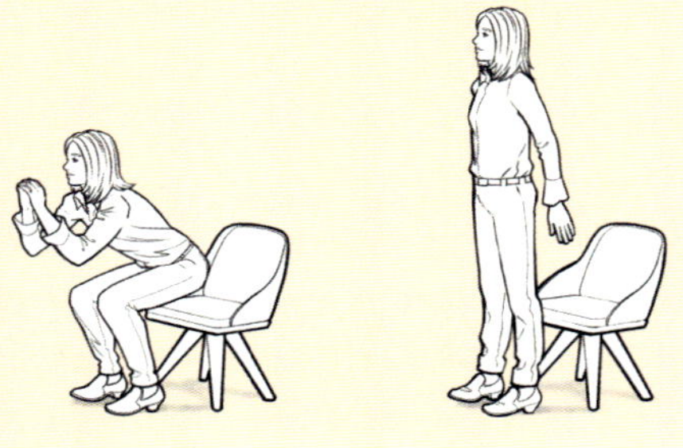

Es kostet nur ein wenig Zeit, jedes Aufstehen vom Sitzen zu einer kleinen Übung ausarten zu lassen, aber Sie werden sehen, wie schnell Sie Muskelkater bekommen – gut so!

Gesundheitliche Wirkung

Stärkung der Oberschenkel- und Po-Muskulatur. Wenn Sie auch Ihr Herz-Kreislauf-System in Schwung bringen wollen, darf die Übung gerne etwas schneller durchgeführt werden – und Sie müssen auch nicht nach 30 Sekunden aufhören.

Wie mache ich es richtig?

- Wenn Sie das nächste Mal vom Stuhl aufstehen, setzen Sie sich danach gleich wieder hin …
- und stehen dann wieder auf …
- und setzen sich wieder hin …
- und wiederholen das Aufstehen und Hinsetzen für 30 Sekunden.
- Der Rücken bleibt gerade und hält die muskuläre Anspannung während der gesamten Übung.
- Achten Sie darauf, dass die Knie nicht weiter nach vorne gleiten als Ihre Zehenspitzen – das schont die Kniegelenke.

Je nach Fitnesszustand können Sie diese Übung allmählich schwerer machen. Verwenden Sie zum Beispiel nicht die Hände als Hilfe, damit Sie wirklich Ihre Oberschenkel- und Po-Muskulatur beanspruchen. Lassen Sie sich nach dem Aufstehen nicht einfach schnell auf den Stuhl zurückfallen, sondern senken Sie sich kontrolliert und langsam wieder herunter. Profis setzen sich gar nicht mehr hin, sondern schweben einen Moment über der Sitzfläche.

STUHL-CRUNCHES

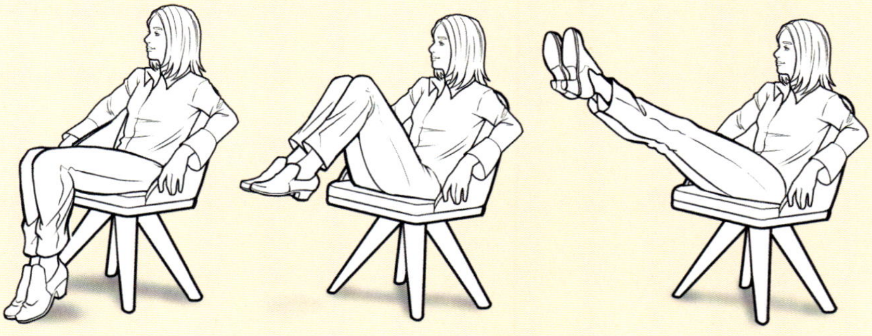

Sie haben Ihre Bauchmuskeln die letzten Jahre sträflich vernachlässigt und fragen sich, wo der Sixpack Ihrer Jugend hin ist – oder warum Sie nie einen hatten? Dann ist diese faule Übung genial für Sie. Einfach im Sitzen durchzuführen und lange nicht so anstrengend wie ein Crunch auf dem Boden ist der Stuhl-Crunch.

Gesundheitliche Wirkung

Der Stuhl-Crunch stärkt gleichzeitig die Rückenmuskulatur und die Bauchmuskeln. Zum anderen führt er zu einer Dehnung der *ischiocruralen* Muskelgruppen – die sind dort, wo es immer so zieht, wenn Sie sich bücken.

Wie mache ich es richtig?

- Setzen Sie sich auf einen Stuhl, die Beine sind geschlossen.
- Heben Sie Ihre Beine an und ziehen Sie die Knie in Richtung Bauch.
- Strecken Sie die Beine nach vorn aus und ziehen Sie sie wieder an.
- Machen Sie das Ganze für 30 Sekunden.

Und wenn Sie sich nicht am Stuhl festhalten, trainieren Sie gleichzeitig Ihr Gleichgewicht ohne wirkliches Sturzrisiko.

Die Übung kann im Laufe des Tages immer wieder durchgeführt werden – im Büro, am Küchentisch, in der Oper (okay, hier vielleicht nur in der ersten Sitzreihe, dafür dann aber mit Stil und Eleganz – die hohe Kunst des Freestyle).

DER DIP: STRAFFE OBERARME UND STRAFFE BRUST

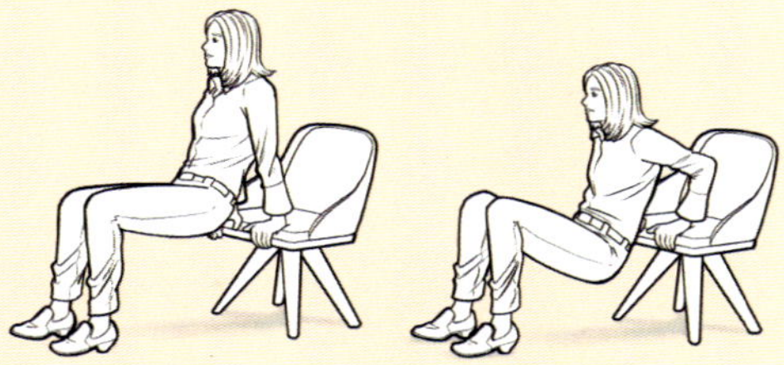

Dieser Trizeps-Dip von der Sitzfläche eines Stuhls ist die leichtere Variante. Hier können Sie das Gewicht »einstellen«, je nachdem, wie weit Sie die Füße nach vorn stellen. Dicht am Stuhl: Easy. Weiter weg: Muskelkater, ich komme.

Gesundheitliche Wirkung

Für straffe Oberarme und eine gestärkte Brustmuskulatur. Man muss sich nur langsam absenken lassen.

Wie mache ich es richtig?

- Setzen Sie sich auf einen (stabil stehenden) Stuhl und umfassen Sie mit Ihren Händen links und rechts neben den Oberschenkeln das Ende der Sitzfläche, die Handrücken zeigen nach oben.
- Stellen Sie nun die Beine nach vorn weg. Je größer der Abstand zum Stuhl, desto schwerer die Übung. Beugen Sie leicht die Arme und rutschen Sie mit dem Popo vor die Sitzfläche, sodass er in der Luft schwebt.
- Beugen Sie die Arme nun weiter und senken Sie Ihr Gesäß Richtung Boden ab, halten Sie Ihren Rücken dabei gerade.
- Wenn Sie meinen, Sie haben sich weit genug abgesenkt, drücken Sie sich in die Ausgangsposition zurück. Aber strecken Sie die Ellenbogen nicht komplett durch, um Ihre Gelenke zu schützen.
- Wiederholen Sie alles für 30 Sekunden, zwischendurch das Atmen nicht vergessen, und dann weiter mit dem Alltag.

DER DIP: PROFI-VARIANTE

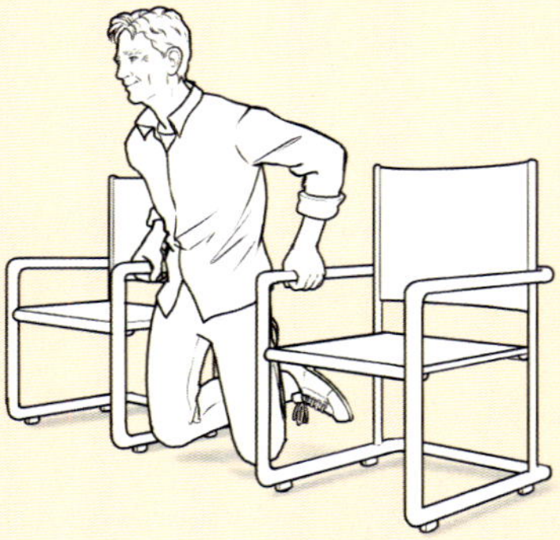

In der Profi-Variante bauen wir uns aus zwei Stühlen ein Reck. Hier lastet Ihr gesamtes Körpergewicht auf den Armen – für die Arnold Schwarzeneggers unter uns.

PLANK AUF DEM STUHL: WENN DIE WAND NICHT MEHR AUSREICHT

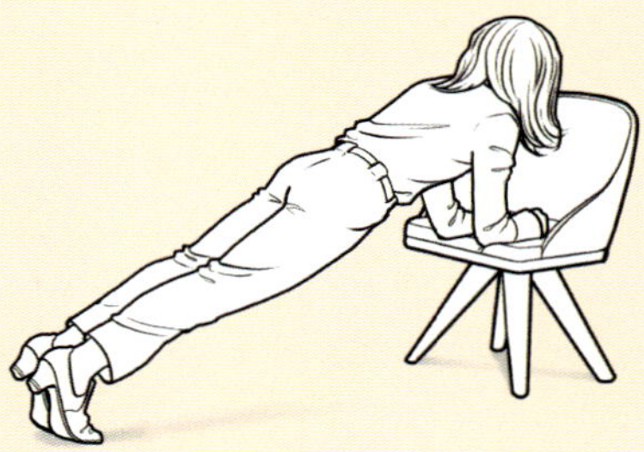

Wer diese Übung regelmäßig macht, muss sich nicht so oft mit Rückenschmerzen rumärgern.

Gesundheitliche Wirkung

Der Plank trainiert eigentlich den gesamten Körper. Ganz besonders effizient ist diese Übung für die Körpermitte und den Rücken.

Wie mache ich es richtig?

- Hocken Sie sich vor einen Stuhl und legen Sie Ihre Unterarme auf die Sitzfläche.
- Tippeln Sie nun mit den Füßen nach hinten, bis der Körper gestreckt und gerade ist wie ein Brett.
- Bleiben Sie in dieser Position für 30 Sekunden.

Achten Sie darauf, dass Sie die Spannung halten und Ihr Popo nicht nach unten absackt. Die Übung sieht zwar einfach aus, aber Sie sollten sie nicht unterschätzen.

Wie bei jedem Training ist es auch beim Freestyle wichtig, die Intensitäten der Übungen an Ihren aktuellen Trainingszustand anzupassen. Je mehr Sie leisten können, umso stärker sollten Sie trainieren. Sie erinnern sich: Training ist immer das Training von Unzulänglichkeiten. Bewegen Sie sich ruhig etwas außerhalb Ihrer Komfortzone, dann werden Sie mit minimalem Aufwand auch maximale Ergebnisse erzielen. Irgendwann werden die Wandübungen nicht mehr ausreichen – sie werden Ihnen einfach zu leicht. Sie können dann dazu übergehen, die Stützübungen und die Push-ups auf Stühlen durchzuführen, denn je mehr Sie sich dem Boden nähern, je weniger aufrecht Sie stehen, umso mehr werden auch die Muskeln der Extremitäten und des Rumpfes beansprucht. Gesundheit für Faule darf ruhig auch anspruchsvoll sein.

8 Warum Muskeln in unserem Körper nicht nur gut aussehen, sondern wichtig für unsere Gesundheit sind

Ganz unabhängig von den Minuten, die die Weltgesundheitsorganisation an Aktivität von uns einfordert, kann Sport durchaus Spaß machen. Ganz ohne Minutenzählen freue ich mich über meinen täglichen Lauf durch den Wald, über die Felder und durch die Stadt. Es macht mir einfach Spaß, aktiv zu sein. Und so drehe ich nach rechts in eine Nebenstraße, um den Verkehr von Berlin etwas zu umgehen, und nehme einen kleinen Umweg in Kauf. Ich erinnere mich an eine Untersuchung, dass das Laufen in städtischer Umgebung aufgrund der Feinstaubbelastung ungesund sein soll. Ich habe diese Studie gelesen, mich geärgert und beschlossen, sie zu ignorieren. So viel zum Thema, dass wir Ärzte rational denkende Menschen wären. Wenn mir eine wissenschaftliche Untersuchung nicht in den Kram passt, suche ich lange nach einer anderen Studie, die das Gegenteil behauptet – und meistens werde ich sogar fündig. Trotzdem habe ich ein leicht schlechtes Gewissen, wenn ich mich joggend durch den Feierabendverkehr bewege – aber leider ist nicht immer ein Wald in der Nähe, wenn man ihn braucht.

150 Minuten körperliche Aktivität pro Woche sollen es also sein, müssen es aber nicht. Der gesundheitliche Nutzen beginnt bei der ersten Minute, und zwar so stark, dass hier bereits 20 % Verminderung des Sterberisikos auftreten. Was für eine gute Nachricht! Und wir dürfen körperliche Aktivitäten sogar über den Tag verteilen. In den Freestyle der nicht-strukturierten, nicht-formalen Alltagsaktivitäten und, wenn wir wollen, in den Booster der formalen sportlichen Aktivitäten, wie zum Beispiel ein Training.

Bewegst du dich noch oder machst du schon Sport?

»Wozu gehört eigentlich mein Laufen?«, frage ich mich, als ich meine Geschwindigkeit reduziere, weil ich in der Straße meiner Praxis angekommen bin. Das Laufen ist in meinem Leben so natürlich geworden, dass ich es gar nicht mehr als formale Aktivität wahrnehme, für mich ist es Freestyle und ein Ausdruck von Lebensfreude im Alltag. Und so geht es wahrscheinlich vielen Pendlern, auch denen, die beispielsweise auf dem Fahrrad unterwegs sind. Ist das noch Bewegung oder ist das schon Sport?

Wir hatten ja gesehen, dass eine hohe körperliche Aktivitätsintensität ganz andere gesundheitliche Effekte auf unseren Körper hat, als es milde körperliche Aktivitäten haben. Der Nutzen einer intensiven Trainingseinheit im Vergleich zu einer moderaten Trainingseinheit liegt bei 4:1. Dennoch ist es wichtig, im Kopf zu behalten, dass uns die milden Aktivitäten über den Tag begleiten sollen und nicht nur zu einem bestimmten Zeitpunkt am Tag durchgeführt werden.

WAS WIR FAULE UNS MERKEN SOLLTEN

Füllen Sie den Tag mit kleinen Aktivitäten – immer und überall.

Ich kann meinen Döner nicht am Abend verbrennen, wenn ich ihn mittags gegessen habe. Dementsprechend entschließe ich für mich, meinen morgendlichen Lauf als Booster-Aktivität einzustufen und dass ich, obwohl ich bereits schon eine Stunde Sport gemacht habe, darauf achten muss, den restlichen Tag weiterhin aktiv mit Freestyle-Übungen zu verbringen. Ich kann mich also nicht auf meinem Erfolg ausruhen.

Das klingt jetzt gar nicht nach Gesundheit für Faule, mögen Sie sagen. Aber führen wir uns noch einmal das oben genannte Beispiel des Biohackings vor Augen. Jeder Mensch hat sein eigenes Ziel und seinen eigenen Anspruch an Gesundheit und Leben. Die guten Nachrichten bis hierhin: Das Aufstehen von der Couch und der Spaziergang durch den Park sind eine hervorragende Möglichkeit, seine eigene Gesundheit zu verbessern und das Risiko eines vorzeitigen Todes immerhin um 20 % zu vermindern.

Wir wären allerdings keine Alltags-Biohacker, wenn wir nicht ein bisschen mehr wollen würden. Und wir können explosionsartig weitere gesundheitliche Vorteile in unser Leben bringen – und zwar mit nur sehr geringem Aufwand. Nicht nur können wir unsere Sterblichkeit noch weiter reduzieren, wir können auch insgesamt fitter sein, ausgeschlafener und leistungsfähiger. Und das Beste daran: Wir müssen wirklich keine Leistungssportler werden und stundenlang auf der Aschenbahn unsere Runden drehen, um diese Effekte zu erzielen. Wir müssen nur genau wissen, wie wir den Körper auf ideale Weise reizen, um diese Vorteile für uns zu nutzen. Wir brauchen also gezielte Booster-Übungen, die über die normale Alltagsaktivität hinausgehen, um unseren Stoffwechsel zu beeinflussen, unseren Hormonhaushalt zu verbessern, die Muskeln wachsen zu lassen, unser Herz-Kreislauf-System zu kräftigen und unsere Psyche zu stabilisieren.

Gezielte Übungen sind sinnvoller als allgemeines Training

Diese Übungen, diese Trainingsreize, müssen den richtigen Regelkreis in unserem Körper treffen. Wir schlüpfen sozusagen in die Rolle eines Chirurgen, der mit laserscharfer Präzision genau eine Stelle im Körper so verändert, um die optimale Wirkung zu erzielen. Diese Beeinflussung führt dann zu dominoartigen Veränderungen in unserem gesamten Organismus. Und genau um diese laserscharfen Übungen wollen wir uns jetzt kümmern. Zunächst müssen wir uns allerdings einmal Gedanken machen, was Fitness wirklich bedeutet, und uns ein wenig mit den Grundlagen beschäftigen.

Welches Bild kommt Ihnen in den Kopf, wenn ich von einem fitten Menschen spreche? Wahrscheinlich sehen Sie vor Ihrem inneren Auge einen durchtrainierten Körper mit Muskeln, die sich unter der leicht gebräunten Haut abzeichnen. Im Gesicht sehen Sie ein entspanntes Lächeln und einen Ausdruck eines Menschen, der mit den Problemen des Lebens leicht umgehen kann und der Herr über sich selbst ist.

Ich selbst bezeichne mich ja gerne als einen fitten Menschen, schließlich bin ich, wie ich nun schon häufig erwähnt habe, Läufer – ich weiß, Sie können es kaum noch hören. Aber ist jemand, der einen Marathon läuft, wirklich fit? Und habe ich wirklich ein entspanntes Lächeln im Gesicht, nachdem ich 20 km gerannt bin? Wohl eher nicht.

Fitness – mehr als ein Müsliriegel

Fitness besteht immer aus mehreren Teilen, die Ausdauerfähigkeit ist nur eine davon. Wenn ein Marathonläufer nicht in der Lage ist, für eine halbe Minute auf einem Bein zu balancieren, oder beim Anheben einer Kiste Flaschen sofort zusammenbricht, würden wir ihn sicherlich nicht als einen fitten Menschen bezeichnen wollen. Auf der anderen Seite käme uns auch ein Bodybuilder, der bei einem kurzen Spaziergang außer Atem gerät, suspekt vor. Aus welchen Teilbereichen besteht also körperliche Fitness?

Den ersten Aspekt, den wir meistens mit Fitness assoziieren, ist sicherlich die Körperkraft. Starke Menschen stehen quasi sinnbildlich für Fitness. Eine hohe Körperkraft wird durch gut sichtbare Muskeln symbolisiert. Ein Mensch, der einen definierten Körperbau hat und dabei aufrecht durchs Leben geht, scheint auf den ersten Blick durch und durch fit zu sein. Es gibt allerdings nicht nur die oft zitierte Maximalkraft, also die Menge an Kraft, die man besitzt, um ein Gewicht zu heben. Kraft besteht aus mehreren Anteilen, so ist auch die Schnellkraft und die Kraftausdauer Teil der Gesamtkraft. Zur Beurteilung, wie kräftig ein Mensch ist, muss ich also folgende Fragen beantworten:

- Wie viel Kilogramm kann ich stemmen?
- Wie schnell kann ich das tun?
- Wie lange kann ich das tun, ohne zu ermüden?

FÜR FAULE, DIE ES GENAU WISSEN WOLLEN

Formen der Kraft

1) Maximalkraft (zum Beispiel beim Gewichtheben)
2) Reaktivkraft (zum Beispiel bei Sprüngen)
3) Schnellkraft (zum Beispiel beim Fußball)
4) Kraftausdauer (zum Beispiel beim Fahrradfahren)

Lassen Sie uns einen gedanklichen Spaziergang durch ein Fitnessstudio machen. In der einen Ecke finden Sie Bodybuilder, die mit den großen Hanteln ihre Arm- und Beinmuskulatur trainieren und sich dabei selbst häufig im Spiegel bewundern. In der anderen Ecke hingegen sehen Sie eine Gruppe älterer Damen, die Gymnastikübungen mit Therabändern durchführen. In der Mitte des Raumes sind einige Geräte aufgestellt, an denen Menschen Beinpressen machen und an verschiedenen Hebeln drücken und ziehen. Aber auch der Rennradfahrer auf dem Fitnessbike und der ältere Herr an der Rudermaschine – sie alle führen verschiedene Formen von Krafttraining durch.

Sie sehen schon, Krafttraining kann durchaus vielfältig und abwechslungsreich sein. Und auch wenn in einem Fitnessstudio die Menschen an den Geräten teilweise abschätzig von den Bodybuildern an den Freihanteln angeschaut werden: Jede Form von Krafttraining hat seine Berechtigung. Denn so vielfältig, wie das Krafttraining ist, so vielfältig ist auch die Motivation, dieses durchzuführen. Der eine möchte gerne seine allgemeine Fitness steigern, der andere länger und schneller Rad fahren können. Wieder ein anderer möchte gerne sein Aussehen verbessern, indem er Muskelmasse aufbaut, ein weiterer möchte seinen Rücken kräftigen, um Schmerzen vorzubeugen.

Krafttraining – nicht nur für Bodybuilder wichtig

Krafttraining ist wichtig, in jedem Lebensalter. Bereits Kinder und Jugendliche sollten damit beginnen, und im Idealfall sollte es bis ins hohe Lebensalter fortgesetzt werden. Das hat letztendlich nicht nur damit zu tun, dass die Kraft in unserem Leben eine wichtige Bedeutung hat. Bei nahezu allen Alltagsbelastungen benötigen wir unsere Muskulatur und ihre Kraft. Ich sage häufig zu meinen Freunden, dass ich als Läufer eigentlich gar keine Muskeln habe, und nutze das gerne als Entschuldigung, dass meine Oberarme so dick sind wie bei anderen Menschen die Handgelenke. Aber genau genommen stimmt es nicht. Auch ein Marathonläufer benötigt Kraft, nicht nur in den Beinen, sondern auch im restlichen Körper. Muskeln, die unseren Körperstamm stabilisieren, sind auch für Ausdauersportler überlebenswichtig.

Dementsprechend hat sich in den letzten Jahren das Krafttraining auch in anderen Sportarten etabliert. Aber es wird jedem klar sein, dass das Krafttraining eines Ausdauersportlers anders aussieht als das Training eines Bodybuilders. Da der Langstreckenläufer eher auf seine Kraftausdauer angewiesen ist als auf die Maximalkraft, wird er ganz andere Trainingspläne einhalten müssen als ein reiner Kraftsportler. Hier ein Tipp für uns Faule: Auch abgesehen vom Sport ist Kraft für alle Lebensbereiche wichtig, nein, sogar überlebenswichtig.

FÜR FAULE, DIE ES GENAU WISSEN WOLLEN

Muskeln sind nicht nur was für Bodybuilder

Die Gebrechlichkeit älterer Menschen liegt oft an einem über das übliche Maß hinausgehenden Muskelabbau. Wir Mediziner haben sogar ein Wort dafür: *Sarkopenie*. Auch wenn das Wort nichts mit dem Sarg von Bestattungsunternehmen zu tun hat, erinnert es einen zumindest vom Klang her daran. Medizinisch bedeutet *sarko* so viel wie Fleisch oder Muskel, der Wortstamm *penie* wird immer dann verwendet, wenn ein Mangel vorliegt. Eine Sarkopenie ist demnach ein Mangel an Muskulatur und ein großes Problem der älter werdenden Menschen.

Normalerweise erreichen wir Menschen im Alter zwischen 20 und 30 Jahren das Maximum unserer Muskelmasse. Und bereits kurz danach erfolgt ein kontinuierlicher Abbau der Körpermuskulatur – bis zu 1 % Muskeln pro Jahr büßen wir ein. Weniger Muskelmasse bedeutet aber nicht nur weniger Kraft, der Mangel hat dramatische Auswirkungen auf unseren Stoffwechsel und unseren Energieverbrauch. Wenn ich weniger Muskeln habe, verbrauche ich im Laufe des Tages auch weniger Energie. Ein Krafttraining wirkt deshalb auch lange über die Trainingszeit hinaus auf unseren Energiebedarf.

Haben Sie sich einmal gefragt, warum die meisten von uns mit zunehmendem Alter immer dicker werden? Zum einen ist unser Fettgewebe ein stoffwechselaktives Gewebe und verändert sich im Laufe des Lebens. Das können wir aber nur schwer beeinflussen. Zum anderen aber spielen unsere langsam verschwindenden Muskeln eine wesentliche Rolle bei der Regulation unseres Körpergewichts. Und hier können wir tatsächlich gut ansetzen, wenn uns eine schlanke Figur wichtig ist. Und das sollte sie sein – nicht aus ästhetischen Gründen, sondern für unsere Gesundheit und unsere Fitness.

Aber unsere Traumfigur ist nur eine Seite der Medaille: Mit dem Abbau der Muskulatur beginnt außerdem ein Teufelskreis. Je weniger Muskeln wir haben, umso schwächer fühlen wir uns und umso weniger bewegen wir uns. Also geht unsere Muskulatur noch weiter zurück. Ab einem bestimmten Punkt nimmt die Gefahr von Stürzen zu, da wir uns einfach nicht mehr sicher auf den Beinen halten können oder wir uns aus instabilen Situationen nicht mehr abfangen können. Hierbei ist nicht nur die oben genannte Maximalkraft wichtig, sondern auch, wie schnell und explosionsartig wir diese Kraft abrufen können – alles Aufgaben unserer Muskulatur.

Das Abfangen aus instabilen Situationen kann übrigens über Leben und Tod entscheiden. Nicht selten führt auch heute noch ein Bruch des Oberschenkelhalses bei älteren Menschen zum Tode. Die notwendige Operation oder der Krankenhausaufenthalt stellen teilweise eine so große Belastung dar, dass der Mensch stirbt oder zumindest pflegebedürftig wird. Eine gut funktionierende und gut ausgeprägte Muskulatur schützt nicht nur den Knochen wie der Airbag im Auto den Fahrer, sie kann sogar komplett Stürze verhindern.

Wir sollten also gegen den Muskelabbau, den das Leben mit sich bringt, etwas tun. Wir sollten ihn verhindern und wenn er bereits eingesetzt hat, wieder rückgängig machen. Es gibt keine Ausreden, denn das funktioniert sogar im hohen Alter und sogar bei bettlägerigen Menschen im Pflegeheim.

FÜR FAULE, DIE ES GENAU WISSEN WOLLEN

Sonnenbad für Faule – die Rolle von Vitamin D für die Muskulatur

Dass unser Körper Eiweiß benötigt, um Muskulatur aufzubauen, ist inzwischen allgemein bekannt. Nicht umsonst schlucken viele Bodybuilder tonnenweise Eiweißpulver, um die Muskulatur zu unterstützen. Aber auch Vitamin D ist für die Bildung von Muskelzellen und Muskelfasern wichtig. Es erhöht die Leistungsfähigkeit und die Energiebereitstellung und wirkt Entzündungen innerhalb der Muskulatur entgegen. Wissenschaftler haben sogar einen leistungssteigernden Effekt bei regelmäßiger Vitamin-D-Zufuhr finden können – legales Doping sozusagen.

Bereits 1938 konnte eine Leistungssteigerung bei sportlichen Aktivitäten von knapp 10 % wissenschaftlich bestätigt werden, nachdem die Athleten mit UV-Licht bestrahlt wurden. Dieser damals in Russland durchgeführte Versuch wurde in den folgenden Jahren mehrfach an unterschiedlichen Orten dieser Welt bestätigt. In den frühen 60er-Jahren des letzten Jahrhunderts führten Wissenschaftler an einer deutschen Grundschule ähnliche wissenschaftliche Untersuchungen durch. Eine Schulklasse wurde täglich mit künstlichen UV-Strahlen behandelt, eine zweite Klasse wurde als Kontrollgruppe nicht bestrahlt. Interessanterweise wies die sportliche Leistungsfähigkeit der nicht bestrahlten Gruppe deutliche jahreszeitliche Schwankungen auf. Die Klasse, welche die UV-Bestrahlung erhielt, konnte sich während des ganzen Jahres – auch im Winter – über eine hohe Leistungsfähigkeit freuen: im Vergleich zu den Schattenkindern immerhin 56 % mehr Leistung!

Dass das Vitamin D hinter dieser Leistungssteigerung stecken könnte, wurde durch eine

Muskeln benötigen Belastungen, wie zum Beispiel Heben, Drücken oder Ziehen. Ein einfacher Spaziergang im Park reicht leider nicht aus, um die gesamte Muskulatur im Körper zu trainieren. Im Gegenteil: Wir sollten durchaus an unsere Grenzen gehen, wenn wir die Muskulatur reizen wollen. Auch hier überwiegt das Training mit hohen Intensitäten gegenüber den moderaten Belastungen. Wenn wir möchten, dass Muskelfasern wachsen, müssen wir den Muskel sogar leicht schädigen. Nur so werden Anpassungsvorgänge in unserem Körper aktiviert, die die Muskulatur letztendlich kräftigen.

zweite Untersuchung bestätigt. Nachdem man den Kindern der Kontrollgruppe Vitamin D künstlich verabreichte, hatten sie die gleiche Leistungsfähigkeit wie die bestrahlten Kinder.

Vitamin D ist nach heutigen Erkenntnissen direkt und unabhängig von anderen Faktoren, wie zum Beispiel Mangel an Phosphat oder Kalzium, für eine gute Muskelfunktion und Kraftbereitstellung notwendig. Studien ergaben Hinweise auf folgende Wirkungen:

- optimierte Aufnahme von Kalzium in den Muskelzellen
- optimierte Aufnahme von Phosphat in den Muskelzellen
- Steuerung der Muskelkontraktion
- Zuwachs an Muskelzellen

In Anbetracht der Wichtigkeit einer gesunden und kraftvollen Muskulatur gerade für ältere Menschen sollte auf jeden Fall die regelmäßige Einnahme von Vitamin D mit dem Hausarzt besprochen werden. Gerade vor dem Hintergrund, dass sich ältere Menschen häufig nicht genügend im Freien aufhalten, sind Nahrungsergänzungsmittel empfehlenswert. Studien haben bewiesen: Die Gabe von Vitamin D vermindert das Risiko von Frakturen bei älteren Menschen – und kann dadurch Leben retten.

GEHEIMNISSE AUS DER FAULEN PRAXIS

Test der Muskelkraft für ältere Menschen[7]

Ein einfacher Test für ältere Menschen, die Funktionsweise der Muskulatur zu überprüfen: Setzen Sie sich mit verschränkten Armen auf einen Stuhl. Stehen Sie 5-mal auf und setzen sich erneut hin. Wenn Sie dafür länger als zehn Sekunden benötigen, haben Sie wahrscheinlich zu wenig Muskelkraft (nach Cornelius Bollheimer, Universität Erlangen-Nürnberg, Institut für Biomedizin).

Lassen Sie uns einen kurzen Ausflug in die Physiologie des Menschen machen, ehe wir zu den Booster-Übungen kommen, die Ihre Fitness auf ein anderes Level bringen werden.

Wenn ein Muskel Kraft aufwendet, kann er das prinzipiell auf drei Arten tun, nämlich überwindend, nachgebend und haltend. Die überwindende Muskelkraft wird bei den Bewegungen aufgewandt, an die wir normalerweise zuerst denken, wenn uns sportliche Übungen in den Kopf kommen. Die Anspannung des Muskels führt zu seiner Verkürzung und diese wiederum führt zu einer Bewegung im Gelenk. Dadurch werden Widerstände überwunden und zum Beispiel Gewichte oder das eigene Körpergewicht gestemmt.

Betrachten wir zum Beispiel das Anheben einer Hantel mit dem vorderen Oberarmmuskel, dem Bizeps. In der Anfangsphase ist der Arm im Ellenbogengelenk gestreckt, die Hantel liegt auf der Handinnenfläche, die nach oben gerichtet ist. Beim Training wird nun der Ellenbogen gebeugt und die Hantel angehoben. Hierbei muss der Bizeps-Muskel des Oberarms Kraft aufwenden. Während er diese Kraft aufwendet, verkürzt er seine Länge und beugt dadurch das Ellenbogengelenk. Wir Ärzte nennen diese Form der Kraftaufwendung »konzentrisch« – der Muskel verkürzt sich, die Kraft wirkt zur Muskelmitte.

Demgegenüber steht die nachgebende Kraft, die wir Ärzte als »exzentrisch« bezeichnen. Wenn wir die soeben angehobene Hantel langsam absenken, hierbei allerdings die Spannung im Bizeps-Muskel beibehalten, ist der Kraftaufwand exzentrisch. Im Alltag dient diese Kraft häufig dem Abfangen von Sprüngen oder der Ausführung von Ausfallbewegungen. Der Muskel nimmt an Länge zu, obwohl er sich aktiv dagegen anspannt.

FÜR FAULE, DIE ES GENAU WISSEN WOLLEN

Dehnen unter Spannung – das tut gut und weh: Muskelkater

Gerade exzentrische Kontraktionsbewegungen der Muskulatur führen häufig zu Muskelkaterbeschwerden. Sie kennen das wahrscheinlich nach längeren Wanderungen. Insbesondere das Bergabwandern ist anstrengend und kann zu den Kater-Beschwerden führen. Interessanterweise führt aber auch gerade diese exzentrische Bewegung zu dem oft gewünschten Muskelwachstum. Bei einem Krafttraining sollte daher auf jeden Fall auch die exzentrische Kontraktion geübt werden.

Die verschiedenen Formen der Muskelkontraktion

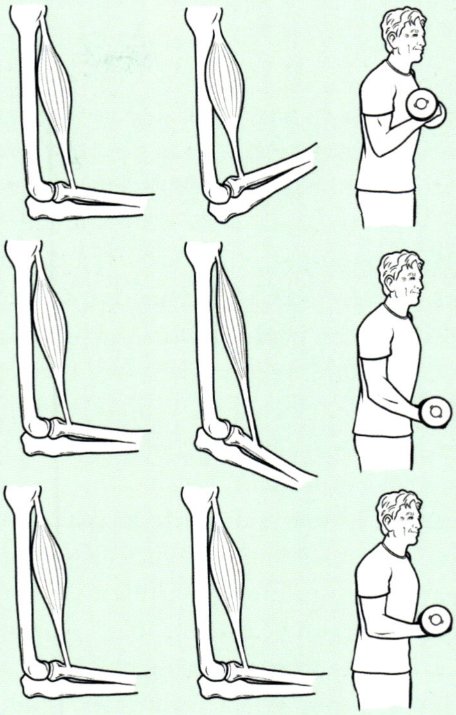

Die dritte Art von Muskelkraft ist die sogenannte haltende Arbeit, auch »isometrisch« genannt. Der Muskel führt eine Kontraktion durch, es kommt aber zu keiner Veränderung seiner Länge. Hierdurch werden im Alltag und im Training vor allem bestimmte Körperhaltungen fixiert. Die Rumpfstabilität, die wir so dringend benötigen, um keine Rückenschmerzen zu bekommen, ist vor allem eine Aufgabe der isometrischen Muskelkontraktion.

Fitness ohne Kraft – das geht nicht!

Um es noch einmal zusammenzufassen: Das Training unserer Körperkraft nimmt einen wichtigen Teil unserer gesamten Fitness ein. Kein Sportler wird hohe Leistungen erzielen können, wenn er seine sportartspezifische Kraft nicht optimal trainiert. Kein Basketballspieler kann den Korb erreichen, wenn seine Beine nicht genügend Sprungkraft besitzen. Kein Tennisspieler wird jemals ein Turnier gewinnen, wenn seine Arme nicht trainiert sind.

Darüber hinaus spielt eine ausreichende Körperkraft auch im Alltag eine wesentliche Rolle. Eine gut ausgeprägte, gesunde Muskulatur schützt vor Verletzungen und Stürzen, führt zu einer aufrechten Körperhaltung und kann dadurch chronischen Schmerzen entgegenwirken. Und wie bereits gesagt: Die Fähigkeit, die Muskulatur aufzubauen und die vielfältigen gesunden Anpassungsvorgänge im Körper zu nutzen, bleibt auch bis ins hohe Alter erhalten. Es ist niemals zu spät, mit einem Krafttraining zu beginnen.

Werfen wir zunächst einen Blick auf die Maximalkraft, also die höchstmögliche zu erzielende Kraft, die bei einer Kontraktion des Muskels generiert wird. Diese Art der Kraft sollte uns sowohl in Bewegung als auch als statische Kraft zur Verfügung stehen. Einerseits ist hierfür ein ausreichender Muskelquerschnitt, also die Größe des jeweiligen Muskels, notwendig. Aber wir benötigen auch die Koordination und die Beweglichkeit, die ein Muskel durchführen kann. Durch gezielte Übungen können all diese Bereiche der Maximalkraft verbessert werden. Und aufgepasst, liebe faulen Freunde: Wenn wir es geschickt anstellen, benötigen wir nicht einmal viel Zeit dafür.

Es ist wichtig, sich noch einmal vor Augen zu führen, dass im Leistungssport natürlich andere Regeln für ein Krafttraining vorherrschen, als das zum Beispiel im Faultier-Sport der Fall ist. Und wenn es um Gesundheitserhaltung und gesundes Verhalten geht, gelten natürlich auch hier andere Regeln. Für die Gesundheit für Faule benötigen wir keine endlosen Wiederholungen an Freihanteln oder Geräten. Wir sollten vielmehr versuchen, ein sinnvolles Krafttraining mit der bestmöglichen Dosis durchzuführen. Und wir sollten hierfür möglichst wenig Zeit unseres Alltags aufwenden, schließlich haben wir im Leben noch anderes zu tun, oder?

Der gemeine Trick der Muskeln: Aktivierung der Reserve

Krafttraining kann uns relativ schnell frustrieren. Gerade in der Anfangszeit kommt es zu kaum sichtbaren Erfolgen. Anstrengende, teilweise schmerzhafte Übungen führen über Wochen und Monate hinweg nicht zu einer sichtbaren Zunahme der Muskeldicke. Vor allem liegt das daran, dass zu Beginn eines Krafttrainings Muskelfasern aktiviert werden, die zwar zu einer Zunahme der Kraft führen, den Muskel aber selbst nicht dicker machen. Diese Fasern waren nämlich sozusagen auf der Reservebank und haben sich an der Muskelarbeit nicht aktiv beteiligt. Durch das Training werden sie nun geweckt und führen zu der vermehrten Kraft im Muskel. Zu sehen von außen ist allerdings nichts. Seien Sie aber nicht traurig, die gesundheitlichen Wirkungen setzen bereits ab dem ersten Tag des Trainings ein, auch wenn Sie noch nicht wie ein Bodybuilder aussehen.

FÜR FAULE, DIE ES GENAU WISSEN WOLLEN

Immer im Kreis herum – Zirkeltraining

In den letzten Jahren hat sich in vielen Fitnesscentern und Gruppen das sogenannte Zirkeltraining etabliert und stellt eine geniale Möglichkeit des Krafttrainings dar. Hierbei werden eine unterschiedliche Anzahl von einzelnen Kraftstationen in einem Kreis (Zirkel) durchlaufen und unterschiedliche Muskelgruppen in wechselnder Reihenfolge trainiert.

Die Vorteile eines Zirkeltrainings liegen auf der Hand: Man trainiert verschiedene Kraftformen in nur einem Trainingszyklus. Das Training macht durch die Abwechslung Spaß. In erster Linie wird das Zirkeltraining zur Verbesserung der Kraftausdauer und der allgemeinen Kräftigung verwendet, nicht so stark für das Muskelwachstum, aber gerade das macht es für den Alltag zu einer sehr sinnvollen Trainingsform – schließlich wollen wir nicht nur gut aussehen, sondern auch körperliche Leistungen über einen längeren Zeitraum und ohne Ermüdung erbringen. Und hierfür ist dieses Training ideal.

Übungen der Kraftausdauer sollten nicht unterschätzt werden, auch wenn sie nicht sofort sichtbares Muskelwachstum zur Folge haben und uns nicht die neidischen Blicke unserer Mitmenschen bescheren. Unter Kraftausdauer verstehen wir die Fähigkeit unserer Muskulatur, nicht so schnell zu ermüden, auch wenn wir den Muskel durch sich immer wiederholende Leistungen belasten. Je nach Form der Übung werden wir ausdauernder oder kräftiger – im Idealfall beides. Durch das Training verbessert sich die Koordination der einzelnen Muskelfasern und die Durchblutung, und der Stoffwechsel wird auf Leistung eingestellt.

DER FAULE TIPP FÜR ZWISCHENDURCH

Nutzen Sie Übungen der Kraftausdauer, um das Beste aus beiden Welten zu erhalten: Kraft und Ausdauer!

Der Trainingsreiz auf den Muskel ist sowohl konzentrisch als auch exzentrisch, die Last liegt also auf der Muskulatur sowohl während der Verkürzungsphase als auch während der Dehnungsphase.

Es gibt auch hier eine minimal effektive Dosis, die Menge, die wir also mindestens benötigen, um eine körperliche Anpassung hervorzurufen. Den Begriff der *minimal effektiven Dosis* können wir für uns faule Menschen vielleicht noch etwas genauer beschreiben: Wenn wir die minimal effektive Dosis nicht als die Menge definieren, die wir benötigen, um überhaupt eine Wirkung zu erzielen, sondern als *die Menge, die wir brauchen, um den für uns erwünschten Effekt hervorzurufen*, wird relativ schnell klar werden: Jede Anstrengung, die über die minimal effektive Dosis hinausgeht, wäre verschenkt, unnötig und reine Zeitverschwendung.

WAS WIR FAULE UNS MERKEN SOLLTEN

Wenn Sie keine Freude an einer Sache haben, dann machen Sie nicht mehr davon, als Sie wirklich müssen. Nutzen Sie die begrenzte Zeit im Leben sinnvoller.

Und jetzt halten Sie sich fest: Studien haben gezeigt, dass die minimal effektive Dosis bei lediglich 7 Minuten Training liegt. 7 Minuten! Wenn man die richtigen Übungen durchführt. Das muss doch auch im Alltag machbar sein!

Halten Sie Ihr Leben frei von Unnötigem – außer es macht Ihnen Freude

Wir Läufer kennen den Begriff der sogenannten »Junk-Miles«. Hierunter verstehen wir die gelaufenen Strecken, die zu keiner Verbesserung unseres läuferischen Könnens geführt haben. Viele Freizeitläufer führen aus trainingsphysiologischer Sicht immer wieder sinnlose Läufe durch – zu schnell, zu langsam, zu kurz oder zu weit. Aber aus eigener Erfahrung weiß ich: Wenn Laufen Spaß macht, darf es auch mal sinnlos sein. Ich muss nicht jede Laufeinheit dafür nutzen, meine Ausdauerfähigkeit oder meine Muskulatur zu verbessern. Läufe können mich auch einfach entspannen und Spaß machen. Bei Fitnesstraining für Faule ist es aber wichtig, genau die richtige minimal effektive Dosis zu finden. Alles andere wäre Verschwendung unserer Zeit und unserer Energie. Natürlich können wir darüber hinaus trainieren, wenn es uns Spaß macht – ein Muss ist es allerdings nicht.

Um das Prinzip zu veranschaulichen, lassen Sie uns einen Blick auf den heimischen Herd werfen. Wenn Sie einen Topf mit Wasser kochen wollen, ist die minimal effektive Dosis 100° C. Unter 100° C wird das Wasser nicht kochen, es wird zwar warm, aber es führt nicht zu dem gewünschten Erfolg: dem Kochen. Wenn wir hingegen versuchen, das Wasser auf 120 °C zu erhitzen, wird es nicht stärker kochen – die zusätzliche Energie verbessert nicht unser gewünschtes Ergebnis. Sie ist verschwendet und wir hätten sie für andere Sachen vielleicht besser nutzen können.

Auch bei Sport und Bewegung sollten Sie sorgfältig mit Ihrem Energiehaushalt umgehen. Setzen Sie die Ihnen zur Verfügung stehende Leistungsfähigkeit zielgerichtet ein, um ein möglichst umfassendes Training zu erhalten – Ihr Körper wird es Ihnen danken. Ein Missachten der Dosis-Regel kann für unseren Körper sogar negative Folgen haben. Letztendlich trainieren wir mit unseren Übungen die Anpassungsfähigkeit des Körpers auf Belastungen.

Man kann sich vorstellen, dass ungefähr Folgendes im Körper abläuft: Ich greife zu einer Hantel und hebe sie an. Hierfür muss ich meinen Bizeps-Muskel im Oberarm anstrengen. Da die Hantel relativ schwer ist, fühlt sich der Muskel überfordert und erhält die Information, dass er eigentlich zu schwach für diese Leistung ist. Daraufhin beginnen im Körper vielfältige Anpassungsvorgänge, die den Muskel in Zukunft besser auf solch eine Art von Belastung vorbereiten sollen. Diese Anpassungsvorgänge finden allerdings nicht während der eigentlichen Belastung statt, sondern in der Erholungszeit zwischen den Belastungen.

WAS WIR FAULE UNS MERKEN SOLLTEN

Die Erholungszeiten zwischen den Übungen sind wichtig für den gesundheitlichen Nutzen.

Wenn ich einzelne Übungen zu stark durchführe oder sie zu schnell und oft hintereinander wiederhole, kann sogar ein negativer Effekt auftreten. Die körperliche Leistungsfähigkeit wird sich dann nicht steigern, sondern sogar sinken. Wir Ärzte nennen das »Übertraining«, und viele »ambitionierte Faule« fürchten sich davor – zu Recht. Übertraining führt nicht nur zu einem Absinken der Leistungsfähigkeit, sondern kann auf Dauer auch vielfältige körperliche Beschwerden hervorrufen. Schlafstörungen, Übelkeit, Infektanfälligkeit, häufige Verletzungen, Kopfschmerzen sowie Muskel- und Sehnenschmerzen sind nur einige davon. Leider ist die Behandlung des Übertrainings gar nicht so einfach, wie man vielleicht zunächst glauben mag. Ein einfaches Pausieren der sportlichen Tätigkeit ist häufig nicht ausreichend, sondern es geht vor allem darum, wieder die richtige Dosis der Aktivitäten zu finden. Dieses kann ein langwieriger und schwerer Prozess sein und sich über Monate hinziehen.

Lassen Sie uns im nächsten Schritt den Begriff »Fitness« einmal von der medizinischen Seite aus betrachten. Welche Wirkungen können wir durch gezielte Booster-Trainingsreize in unserem Körper hervorrufen? Verabschieden wir uns erst einmal von der Muskelkraft und werfen wir einen Blick auf das Herz-Kreislauf-System, bevor wir dann wieder zur Kraft zurückkehren. Denn wir brauchen auch für die Kraft eine gute Sauerstoffversorgung des Körpers und einen langen Atem. Wie wir den bekommen, das schauen wir uns jetzt einmal an.

9 Warum sich Schwitzen richtig lohnt

Auch der Weg von der Sprechstunde nach Hause führt mich wieder durch meinen Lieblingswald, über eine Hügelkette, die mir den Schweiß auf die Stirn treibt. Nun muss man wissen, dass der Weg am Stadtrand von Berlin liegt und nicht in den Alpen. Dementsprechend sind die Hügel auch nicht wirklich hoch und verdienen eigentlich gar nicht den Begriff »Hügel«. Für mich als Flachlandtiroler stellen diese Erhebungen allerdings schon eine Herausforderung dar. Dementsprechend muss ich beim Anstieg des Weges mit dem Diktieren des Textes für dieses Buch kurz pausieren und kann erst fortfahren, nachdem ich den »Gipfel« erreicht habe. Vielleicht ist meine Fitness doch nicht so gut, wie ich immer denke. Aber wir wissen ja: Training ist immer das Training der Unzulänglichkeiten. Ich sollte wirklich mehr Bergläufe machen.

Für den Spurt über die Hügelkette ist nicht nur meine Muskelkraft wichtig, sondern auch die Fitness meines Herz-Kreislauf-Systems – Muskeln und Kreislauf müssen hier ein eingespieltes Team sein. Ein gutes Maß hierfür ist die sogenannte VO2max, also die maximale Sauerstoffmenge, die mein Körper während einer maximalen Belastung aufnehmen und an die Muskulatur weitergeben kann.

FÜR FAULE, DIE ES GENAU WISSEN WOLLEN

Normwerte der VO2max

Frauen: ca. 35 ml/min pro kg Körpergewicht
Männer: ca. 40 ml/min pro kg Körpergewicht
Ausdauersportler: ca. 60–80 ml/min pro kg Körpergewicht

Ich liebe diese Zahl der VO2max, da sie ziemlich genau den Fitnesszustand des Herz-Kreislauf-Systems wiedergibt – für mich als Ausdauersportler immer sehr wertvoll. Das Allerbeste ist aber, dass meine Sportuhr am Handgelenk die VO2max sogar berechnen kann. Das tut sie wahrscheinlich nicht sonderlich genau, zumindest nicht im Vergleich mit einer Untersuchung im sportärztlichen Labor, aber gerade der Trend ist anhand dieser Auswertung gut zu erkennen, und den kann auch eine Sportuhr gut abbilden.

VO2max – nicht nur für Leistungssportler, sondern auch für uns Faule

Eine hohe VO2max sorgt dafür, dass man Belastungen möglichst lange durchhalten kann – und das nicht nur beim Booster-Lauftraining, sondern gerade auch im Freestyle-Alltag. So habe ich in den letzten Jahren gemerkt, dass ich, je höher meine VO2max war, besser Treppen steigen konnte, schneller zum Bus laufen konnte und generell nicht so schlapp und müde war. Die VO2max ist also nicht nur wichtig im Sport, sondern vor allem auch im Alltag.

Ein gewisser Teil unserer VO2max ist uns genetisch in die Wiege gelegt, aber ungefähr die Hälfte von ihr können wir durch gezieltes Training verbessern. Und genau hier setzt ein Biohacking-Stimulus an. Und dieser Stimulus ist wirklich etwas für Faule: Es reicht nämlich ein einziges Training aus, was lediglich alle zwei Wochen einmal durchgeführt werden muss.

DER FAULE TIPP FÜR ZWISCHENDURCH

Mit nur einem Training alle zwei Wochen kann man die Alltagsbelastbarkeit deutlich steigern.

»Keine endlosen Läufe durch den Wald«, denke ich mir. »Eigentlich schade.« Aber natürlich kann man trotzdem langsam laufen, als Hobby und zur Entspannung und um andere Bereiche des Körpers zu trainieren. Aber die endlosen langsamen Kilometer werden nicht zur Optimierung der VO2max, also der kardiovaskulären Fitness, führen. Die bekommt man leichter und in kürzerer Zeit. Wobei das Wort »leichter« vielleicht nicht wirklich stimmt. Denn um unser Herz-Kreislauf-System zu trainieren, müssen wir unser Herz-Kreislauf-System fordern – und das nicht zu knapp. Der Reiz, den wir auf unseren Körper bringen müssen, darf nicht unterschwellig sein, sondern benötigt die genau richtige Dosierung. Als ideal für das Training der VO2max hat sich das Intervalltraining bewährt und hier insbesondere ein Intervalltraining, welches es wirklich in sich hat.

Nicht vergessen: Wir befinden uns in der Booster-Phase von *Gesundheit für Faule*. Wenn man die Basisübungen des Freestyle-Trainings der letzten Kapitel schon in sein Leben integriert und nun einfach Lust auf mehr bekommen hat, dann auf zum VO2max-HIIT-Booster-Training. Have fun!

FÜR FAULE, DIE ES GENAU WISSEN WOLLEN

HIIT ist der Hit

HIIT ist die Abkürzung für ein hochintensives Intervalltraining, englisch *High Intensity Interval Training*. Bei diesem Training muss man sich so richtig auspowern, am besten mit intensiven, explosiven Übungen, die den Puls in die Höhe schießen lassen. Zwischen den einzelnen Übungen darf der Körper sich kurz erholen, aber nur kurz, bevor es dann zur nächsten Übung geht.

Ganz wichtig ist natürlich, dass man sich von einem Sportarzt untersuchen lässt, bevor man mit dem HIIT beginnt. Der Körper wird stark gefordert und sollten Vorerkrankungen bestehen, kann es ihn auch überlasten. Aber keine Angst: Bei gesunden Menschen ist das HIIT sicher. Laut Studien gibt es nur einen plötzlichen Herzstillstand auf 1,5 Millionen Trainingseinheiten. Um Probleme zu bekommen, müssten Sie also sehr, sehr lange trainieren, zumindest wenn Sie gesund sind.

Der Effekt eines hochintensiven Trainings geht übrigens deutlich über den des Energieverbrauchs während des Trainings hinaus. Das heißt, die Wirkungen halten länger an als das Training. Ein HIIT verbessert nicht nur unser Herz-Kreislauf-System, sondern hilft sogar bei Entzündungen und Stoffwechselproblemen. Und da das Hochintensivtraining nur wenig Zeit in Anspruch nimmt und nicht häufig durchgeführt werden muss, ist Zeitmangel keine Ausrede mehr.

Mit Herzklopfen zur Mega-Fitness

Wichtig beim hochintensiven Training zur Steigerung der VO2max ist es, seinen Puls wirklich zum Rasen zu bringen. Deshalb hier noch mal der Hinweis: Vor dem Training ab zum Arzt! Beim HIIT für Faule sollte man mit ungefähr 95 % der maximalen Herzfrequenz 4 Minuten lang trainieren und dann eine vierminütige Pause einlegen. Diese Übung muss dann 5-mal wiederholt werden.

WAS WIR FAULE UNS MERKEN SOLLTEN

HIIT für Faule

Aufwärmen.

1. Erschöpfende Anstrengung für 4 Minuten. *Danach 4 Minuten Pause.*
2. Erschöpfende Anstrengung für 4 Minuten. *Danach 4 Minuten Pause.*
3. Erschöpfende Anstrengung für 4 Minuten. *Danach 4 Minuten Pause.*
4. Erschöpfende Anstrengung für 4 Minuten. *Danach 4 Minuten Pause.*
5. Erschöpfende Anstrengung für 4 Minuten. *Danach 4 Minuten Pause.*

Cool Down.

Man verbringt also bei einem 40-minütigen Training genau 20 Minuten in Aktion. 40 Minuten Zeitaufwand alle zwei Wochen für eine deutliche Steigerung der Herz-Kreislauf-Fitness, und das bei einem Trainingsprogramm, bei dem ich die Hälfte der Zeit entspannt auf dem Rasen oder der Couch liegen kann: Das ist Gesundheit für Faule.

Wie anstrengend ist anstrengend?

Um zu beurteilen, wie stark eine Belastung unseren Körper fordert, gibt es unterschiedliche Methoden. Die einfachste, allerdings relativ ungenaue Methode ist die Selbsteinschätzung des Belastungsempfindens. Hierbei hilft uns zum Beispiel die sogenannte Borg-Skala, eine Einteilung, die von dem schwedischen Physiologen Gunnar Borg entwickelt wurde.

Anhand dieser Skala kann man während der Belastung selber recht gut einschätzen, wie stark der Trainingsreiz auf unser Herz-Kreislauf-System gerade ist. Interessanterweise beginnt die Skala bei der Zahl 6 und nicht bei der Zahl 1. Das hat den Hintergrund, dass bei vielen Menschen die Selbsteinstufung und die

Zuordnung des Skalenwertes direkt mit der Herzfrequenz, also dem Puls, in Verbindung steht. So haben die meisten Menschen bei einer gefühlt »leichten Belastung«, also dem Skalenwert 11, einen Puls von 110. Und ohne Anstrengung, also einem Skalenwert von 6, einen Ruhepuls von 60. Wir müssen also den Skalenwert nach Borg einfach mit 10 multiplizieren, um einen ungefähren Anhalt über unseren Puls zu bekommen. Spannend, wie wir ein Gefühl für unseren Herzschlag evolutionär in uns verankert haben, ohne ihn messen zu müssen.

Diese Zuordnung ist natürlich nicht sonderlich genau und nur eine Schätzung. Besser ist es, die Herzfrequenz, also den Puls, direkt zu messen. Moderne Sportuhren übernehmen das in Echtzeit an unserem Handgelenk. Um unterschiedliche Trainingsbereiche festzulegen, benötigen wir allerdings die sogenannte »maximale Herzfrequenz«, die sich bei jedem Menschen unterscheidet und im Laufe des Lebens auch durchaus unterschiedlich sein kann.

Die einfachste, allerdings auch ungenannte Methode zur Berechnung der maximalen Herzfrequenz ist die Anwendung einer Formel.

Borg-Skala

Skalenwert nach Borg	Anstrengungsgrad	% der max. Beanspruchung/ Leistung	Trainingsbereich
6	Überhaupt keine Anstrengung	20%	Aufwärmen/Regeneration
7	Extrem leicht	30%	
8		40%	
9	Sehr leicht	50%	
10		55%	
11	Leicht	60%	Grundlagen-/Zielzone
12	Optimaler Trainingsbereich	65%	
13	Etwas schwer	70%	
14		75%	
15	Schwer	80%	
16		85%	Intensives Training/Stehvermögen
17	Sehr schwer	90%	
18		95%	
19	Extrem schwer	100%	
20	Größtmögliche Anstrengung	Übersäuerung	

FÜR FAULE, DIE ES GENAU WISSEN WOLLEN

Berechnung der maximalen Herzfrequenz

HFmax = 220 – Lebensalter

Anhand der so berechneten Herzfrequenz lassen sich dann die Pulsbereiche für verschiedene Trainingszonen ausrechnen. Allerdings ist diese Formel ziemlich ungenau. Bis vor einigen Jahren habe ich ebenfalls nach dieser Formel meine Trainingszonen bestimmt. Ich weiß noch genau, wie ich als damals 45-Jähriger meine Sportuhr programmierte.

HFmax = 220 – 45 = 175

Meine gesamte Läufer-Trainingsplanung bezog sich also auf eine maximale Herzfrequenz von 175 Schlägen pro Minute. Damals wurde ich allerdings auf eine andere Methode zur Ermittlung der maximalen Herzfrequenz aufmerksam: Mithilfe eines einfachen Selbsttests lässt sich die HFmax nämlich auch ohne sportärztliche Leistungsuntersuchung bestimmen. Aber Achtung: Bevor Sie diesen Test durchführen, sollten Sie sich wirklich ärztlich durchchecken lassen, denn der Test geht ans Eingemachte.

FÜR FAULE, DIE ES GENAU WISSEN WOLLEN

Bestimmung der maximalen Herzfrequenz im Selbsttest

1) Laufen Sie sich für ca. 15 Minuten locker warm. Sie dürfen sich durchaus ein wenig anstrengen, kommen Sie aber nicht zu sehr außer Atem, denn gleich geht es erst richtig los.
2) Führen Sie drei kurze Intervalle durch:
   1. Minute: gemütliches Tempo
   dazwischen 1–2 Minuten Pause
   2. Minute: zügiges Tempo
   dazwischen 1–2 Minuten Pause
   3. Minute: maximales Tempo
3) Die Herzfrequenz, die Sie am Ende der letzten Intervallphase haben, ist Ihre maximale Herzfrequenz, Ihre persönliche HFmax.

Noch einmal der Hinweis: Dieser Test darf nur von gesunden Menschen durchgeführt werden und das möglichst nicht alleine. Außerdem sollten Sie für den Test gut erholt sein, damit die Ergebnisse nicht verfälscht werden.

Nachdem ich damals den Selbsttest durchgeführt hatte, war ich überrascht: Meine maximale Herzfrequenz lag nämlich bei 197/min und nicht bei den mithilfe der Formel errechneten 175/min. Ich stellte also meine Sportuhr am Handgelenk auf die neue Herzfrequenz ein, die daraufhin die Trainingszonen neu berechnete. Was für eine Überraschung: Plötzlich lief ich schneller durch den Wald, da ich bislang meine Leistungsfähigkeit einfach unterschätzt hatte und mich selbst immer bremste. Manchmal muss man sich einfach mehr zutrauen.

Training an der Belastungsgrenze – manchmal geht es auch für uns Faule ums Ganze

Für das hochintensive Intervalltraining HIIT sollte man mit ungefähr 95 % der maximalen Herzfrequenz trainieren. Wenn Sie die maximale Herzfrequenz nicht kennen, dann geben Sie gefühlt einfach alles! Das ist wirklich anstrengend – aber es lohnt sich! Und denken Sie daran, Sie müssen es nicht lange und nicht oft machen. 5 × 4 Minuten alle zwei Wochen reichen aus für eine deutliche Steigerung Ihrer VO2max.[8]

Welche Übungen Sie durchführen, bleibt im Großen und Ganzen Ihnen überlassen. Wenn Sie gerne Rad fahren, fahren Sie Rad. Wenn Sie gerne tanzen, dann tanzen Sie. Seilspringen, Laufen, Schwimmen – alles, was Ihnen den Schweiß auf die Stirn treibt und Ihren Puls so richtig schön in Wallung bringt, ist erlaubt. Aber denken Sie daran, dass es ein Intervalltraining ist: also schön die Pausen einhalten. Ohne die Pausen könnten Sie die Belastung nämlich nicht in der notwendigen Stärke durchführen. Vier Minuten alles geben und dann vier Minuten Pause oder leichte Bewegungen – das ganze fünfmal und schon sind Sie fertig. Dann können Sie zwei Wochen lang Ihren Freunden erzählen, was Sie für ein toller HIIT-Sportler sind, und dann wiederholt sich der Zyklus von vorne.

DER FAULE TIPP FÜR ZWISCHENDURCH

Mit Faulsein angeben: Das ist die wahre Königsdisziplin

Geben Sie ruhig mit Ihren tollen Leistungen an. Sie werden eher bei der Stange bleiben, wenn Sie ansonsten das Risiko eingehen, bei der nächsten Party gefragt zu werden, ob Sie denn immer noch trainieren. Wer möchte da schon Nein sagen müssen? Peinlich!

Aber Achtung: Je länger Sie das HIIT durchführen, umso leistungsfähiger werden Sie. Sie radeln schneller, führen mehr Drehungen beim Tanzen durch oder hüpfen häufiger über das Seil. Sie müssen also die Intensität im Laufe der Zeit ebenfalls steigern, damit es auch weiterhin ein »hochintensives« Intervalltraining bleibt. Anstrengung ist der Preis, den Sie für Ihre wachsende Fitness zahlen.

Es ist und bleibt anstrengend – für den Anfänger und für den Profi. Aber es hat Ihnen schließlich niemand einen Ponyhof versprochen. Oder haben Sie sich etwa vom Titelbild dieses Buches zum Kauf verleiten lassen und gedacht, Sie könnten den ganzen Tag im Gras liegen? Selbst schuld!

Länger leben dank VO2max-Training

Als kleine Motivation für all die Momente, in denen Sie am liebsten aufgeben würden, weil Sie hechelnd auf dem Boden liegen: Die VO2max gibt nicht nur Auskunft darüber, wie fit wir sind, sie sagt auch etwas über unsere zu erwartende Langlebigkeit aus – und das nicht nur bei gesunden Menschen, sondern auch bei Menschen, die bereits eine Erkrankung des Herz-Kreislauf-Systems haben. Neben dem Erhalt unserer Muskulatur ist also ein Training des Herz-Kreislauf-Systems extrem wichtig, nicht nur, um alt zu werden, sondern vor allem, um gesund alt zu werden und zu bleiben. Mit dem VO2max-Training ist es möglich, sich bis zu zwanzig gesunde und aktive Lebensjahre mehr zu schenken.

Wenn auch in jungen Lebensjahren der Unterschied zwischen fit und weniger fit nicht so bedeutsam sein mag, die Differenz macht sich im höheren Lebensalter dramatisch bemerkbar. Der junge oder der mittelalte Mensch geht vielleicht etwas langsamer spazieren, kommt etwas mehr außer Atem, wenn er Treppen steigt, oder lässt den Bus lieber vor der Nase davonfahren, anstelle ihm hinterherzulaufen. Im höheren Lebensalter kann die Fitness allerdings zwischen der Abhängigkeit von anderen Menschen und der eigenen Unabhängigkeit entscheiden. Wie gesagt: Altersheim oder Kreuzfahrt – Sie entscheiden!

Es ist nie zu spät, an seiner VO2max zu arbeiten. 40 Minuten alle zwei Wochen – mehr braucht es nicht.

10 Immer schön im Kreis herum – Booster-Übungen für Faule

Heute regnet es. Wie soll ich andere Menschen motivieren, an der frischen Luft Sport zu machen, wenn ich selbst dabei wie ein begossener Pudel aussehe? Ich liebe es, wenn mich Menschen fragen, was denn passiert, wenn es zu regnen anfängt, während ich laufe. Ich antworte dann immer mit einem süffisanten Lächeln: »Dann werde ich nass!« Ich fühle mich dann wie der Chuck Norris des Laufsports, wie jemand, den nichts davon abhalten kann, die Kilometer zu fressen auf dem Weg in Richtung Rekordzeit und Gesundheit. Der Iron-Man des »run to work«. Aber tief in mir drin kenne ich die Wahrheit: Wenn es regnet, macht es weniger Spaß und das Laufen kann zur Qual werden. Insbesondere wenn einem auch noch der kalte Wind die Regentropfen in das Gesicht weht. Dann kommt es schon einmal vor, dass die Haut brennt und sich die Tropfen wie kleine Nadelstiche anfühlen. Meine Psyche ist glücklicherweise häufig in der Lage, die Situation umzudeuten und mir eine Art Heldengeschichte vorzuspielen.

Aber leider nicht immer – und heute ist so ein Tag. Den Wald habe ich bereits hinter mir gelassen und nun versuche ich, den Pfützen auf dem Bürgersteig auszuweichen. Ich erinnere mich an einen Marathon, bei dem es so geregnet hat, dass mich mein Weg im Slalom um all die Pfützen herumführte. Aus den geplanten 42,195 km sind damals fast 45 km geworden. Die kürzeste Verbindung zweier Punkte ist die Gerade, außer natürlich, es befinden sich Pfützen auf der Strecke – dann ist die kürzeste Strecke für uns Läufer eine Schlangenlinie.

Während ich mir das Regenwasser aus dem Gesicht wische, kommt mir ein Psychotest ins Gedächtnis, den ich einmal in einer Laufzeitschrift gemacht hatte: »Haben Sie das Zeug zum Ultraläufer?« Das wollte ich wirklich wissen, denn seit dem Beginn meiner Laufleidenschaft träume ich von einem Ultralauf. Alles, was länger ist als ein Marathon, wird als Ultramarathon bezeichnet. Nun meint die Community damit sicher nicht meinen Pfützen-Hindernis-Marathon-Lauf – in der Regel werden nämlich erst Läufe ab 50 km aufwärts als Ultra bezeichnet. Ich wollte also anhand des Fragebogens herausfinden, ob ich das Zeug dazu hätte – als würde ein Fragebogen das besser herausfinden können als meine eigene Lauferfahrung. Ich kreuzte brav alle Antworten an. Und an eine Frage erinnere ich mich noch genau: »Wenn Sie laufen gehen, freuen Sie sich auf die Dusche danach?« NATÜRLICH FREUE ICH MICH AUF DIE DUSCHE! Und genauso kreuzte ich auch die Antwort an – und beendete damit meine Karriere als Ultraläufer, bevor sie begonnen hatte. Denn wenn man der Zeitschrift Glauben schenken wollte, rennt ein wahrer Langstreckenläufer nicht wegen der Dusche danach, sondern wegen der Freude am Lauf. Der Redakteur ist wahrscheinlich niemals selber während eines kalten Regenschauers gelaufen.

Neben den eben beschriebenen hochintensiven Intervalleinheiten des HIIT gibt es eine andere geniale Methode, seine Fitness und seine Gesundheit brutal zu verbessern. Denn natürlich ist die VO2max nur eine Seite der Medaille. Ausdauer und ein gut funktionierendes Herz-Kreislauf-System sind wichtig und eine gute Voraussetzung für Langlebigkeit und Gesundheit, aber wie oben schon besprochen, bedeutet Fitness mehr, als nur nicht so schnell außer Atem zu kommen. Wir brauchen neben der Ausdauer auch noch Muskelkraft, Schnelligkeit, Koordination, Flexibilität und Stabilität. All diese Fähigkeiten trainieren wir leider nicht ausgiebig genug, wenn wir uns auf ein reines Intervall-Cardio-Training beschränken.

Wer rundherum fit sein möchte, muss seinen gesamten Körper fordern

Wir benoten darüber hinaus Übungen, die den ganzen Körper fordern, die Muskulatur symmetrisch beanspruchen, das Gleichgewicht schulen und die Schnellkraft fördern sowie der Muskelermüdung entgegenwirken. Idealerweise sollten diese Übungen einfach erlernbar und möglichst ohne Hilfsmittel überall durchzuführen sein – egal, ob ich zu Hause bin oder auf Reisen in einem Hotel. Außerdem sollten sie wie das HIIT wenig Zeit in Anspruch nehmen – schließlich bleiben wir ja faul und wollen auch im formalen Booster-Bereich mit nur minimalem Aufwand das Maximale für uns herausholen.

Wenn wir in ein Fitnessstudio gehen, werden wir bei der Trainingsplanung von den Betreibern häufig gefragt, ob wir eher Cardio oder Kraft trainieren wollen. Was aber wäre, wenn wir uns gar nicht entscheiden müssten? Wenn die Trennung zwischen Herz-Kreislauf-Training und Muskeltraining keine strenge Grenze wäre, sondern ein fließender Bereich? Wenn ich bei den Übungen sozusagen zwei Fliegen mit einer Klappe schlagen könnte?

DER FAULE TIPP FÜR ZWISCHENDURCH

Wer die Wahl hat …

Wir Faule müssen uns gar nicht zwischen Herz-Kreislauf-Training und Muskeltraining entscheiden: Wir machen einfach beides – gleichzeitig!

Krafttraining wird traditionell streng von aerobem Kreislauftraining getrennt. Übungen mit 8–12 Wiederholungen wechseln sich mit Pausen ab, werden in sich wiederholende Sätze zusammengefasst und bilden eine Trainingseinheit. Verschiedene Muskelgruppen werden über Tage hinweg abwechselnd nach Trainingsplänen beansprucht und Regenerationspausen eingeplant. Ein kompliziertes, aber bewährtes System. Daneben steht das typische Cardio-Training, im moderaten Bereich mit ca. 50 % der VO2max über Stunden hinweg oder im intensiven Bereich mit bis zu 90 % der VO2max, gerne auch als Intervall durchgeführt.

Aber ist dieses Training – Kraft und Cardio – wirklich ein Training für uns Faule? Nicht jeder von uns möchte stundenlang durch den Regen laufen und nicht jeder möchte Eisen stemmen bis zum Muskelversagen. Traditionell strukturiertes Training ist häufig nicht realisierbar in einer faulen Welt – oder in einer Welt, in der man mehr zu tun hat als nur Sport und Training. Es verbraucht einfach zu viel Zeit, ein Gut, von dem wir alle in unserem Leben nur ein gewisses Kontingent zur Verfügung haben, egal, ob wir arm oder reich sind.

Wenn Sie genug vom Freestyle haben, Ihnen der zweiwöchige Booster nicht ausreicht und Sie nun bereit sind für den Turbo-Booster, dann habe ich gute Nachrichten für Sie: Es gibt tatsächlich Übungen, mit denen Sie das 75-Minuten-Konto der WHO rasant auffüllen, den 4:1-Effekt auf Ihre Gesundheit voll auskosten und die Sie trotzdem überall und ohne Hilfe ausführen können – und für die Sie nicht mal 15 Minuten am Stück benötigen.

Nicht mal eine Viertelstunde mit erstaunlichen Auswirkungen auf Fitness und Gesundheit. Die Zauberformal: HICT.

Mit HIIT und HICT zur Gesundheit

HIIT war das hochintensive Intervalltraining. *HICT* ist ein hochintensives Zirkeltraining *(High Intensive Circuit Training)*. Und Sie benötigen nichts weiter als Ihr eigenes Körpergewicht und einen Stuhl. Das eine tragen Sie sowieso immer mit sich herum und das andere sollte noch vom Freestyle-Training übrig sein.

WAS WIR FAULE UNS MERKEN SOLLTEN

HIIT und HICT

Während das HIIT unser Herz-Kreislauf-System verbessert und den Langlebigkeitswert VO2max steigert, trainiert HICT sowohl unseren Kreislauf als auch unsere Muskulatur. HICT ist das Beste aus beiden Welten.

In der faulen Form des Zirkeltrainings werden Übungen des eigenen Körpergewichts so miteinander kombiniert, dass sowohl die Kraftausdauer als auch der Cardiobereich trainiert werden. Die Übungen wechseln die Muskelgruppen des Körpers so ab, dass sich jeweils eine Gruppe erholen kann, während die andere beansprucht wird. Das spart Zeit in der Durchführung und sorgt für die idealen Trainingsimpulse.

Studien konnten zeigen, dass diese Form des Trainings nicht nur unsere allgemeine Fitness steigert, sondern ganz wesentlich zu einem normalen Körpergewicht beitragen kann. Gerade das subkutane Fettgewebe, also die Speckröllchen, die uns so stören, spricht hervorragend auf diese Übungen an – und zwar stärker, als es ein reines Cardio-Training bewirken könnte. Wahrscheinlich liegt das an einem starken Ausstoß von Stress- und Wachstumshormonen während des Trainings, die auch noch im Anschluss an das HICT längere Zeit im Blut der »ambitionierten Faulen« messbar waren. Ein Schlüsselfaktor hierfür sind wahrscheinlich die kurzen Pausen zwischen den Übungen, die nur einige Sekunden betragen. Kurze Pausen sparen Zeit und haben einen großen Effekt auf den Körper. Die Erholung der Muskulatur findet ja statt, während andere Muskeln im Rahmen des Zirkels bereits wieder beansprucht werden.

Aber nicht nur der Fettverlust beim HICT ist auf Turbo geschaltet, auch das Herz-Kreislauf-System kommt nicht zu kurz – wieder einmal in Form der VO2max, die steigt bei diesem Training nämlich ebenfalls an. Trotz des geringen Trainingsumfangs von nur wenigen Minuten wirkt HICT wie der Booster, den wir Faule so sehnsüchtig wollen.

Gewichtsnormalisierung, Muskeltraining und verbesserte Atmung reichen Ihnen nicht? Okay, ich lege noch eine Schippe drauf: Studien konnten ebenfalls zeigen, dass HICT die Wirkung von Insulin an den Zellen im Körper verbessert – etwas, was nicht nur Diabetiker freuen wird. Sie erinnern sich an die Geschichte meines Marathons unter Metformin, ganz am Anfang dieses Buches? In genau diesem Stoffwechselsystem, in dem die Anti-Aging-Wissenschaftler zurzeit eine Zukunft der Langlebigkeit vermuten, wirkt HICT – ganz ohne die Gefahren, die eine Medikamenteneinnahme mit sich bringt. Wie lange und wie oft muss ich für diesen Insulin-Effekt trainieren? Wissenschaftler geben die Antwort: 8 Minuten HICT pro Woche reichen hierfür aus! Das ist Biohacking für Faule!

Für andere Effekte, wie weniger Muskelermüdung und Veränderungen des Fettstoffwechsels, dürfen Sie die Übungen aber durchaus häufiger durchführen. Ich selbst greife 5-mal pro Woche zum HICT-Zauberstab. Zwei Tage mache ich Pause zum Regenerieren.

GEHEIMNISSE AUS DER FAULEN PRAXIS

Streaks gegen den Schweinehund

Eine tolle Methode, um den inneren Schweinehund zu erziehen, sind sogenannte Streaks, eigentlich ein cooler Anglizismus für das deutsche Wort »Gewohnheit«. Aber Streaks gehen über normale Gewohnheiten hinaus. Wenn ich etwas als Streak durchführe, dann mache ich es täglich – und zwar ohne Ausnahme. In der Läuferszene sind Streaks ziemlich bekannt. Es gibt in der Tat passionierte Menschen, die es sich zur Aufgabe gemacht haben, jeden Tag mindestens eine Meile zu laufen. Egal, ob es regnet, schneit oder gerade die Welt untergeht. Sie laufen jeden Tag, ohne Ausnahme. Das Läufermagazin *Runners World* berichtete im Februar 2017 über den längsten Streak der Welt: 52 Jahre und 39 Tage! Am 29. Januar 2017 beendete der damals 78-jährige Ron Hill diese Wahnsinnsleistung.

Auch wenn ich Streaker bewundere, als Sportarzt empfinde ich Streaks als sehr bedenklich. Immer und jeden Tag rennen, auch wenn es uns nicht gut geht, kann lebensgefährlich sein. So führen Erkältungskrankheiten nicht selten zu einer Mitbeteiligung der Herzmuskulatur. Und bei einer Herzmuskelentzündung sollte man keinesfalls Sport machen. Aber wer unterbricht schon einen mehrjährigen Streak, nur weil er eine Schnupfennase hat – auch wenn er es besser sollte.

Dennoch sind abgeschwächte Streaks eine geniale Methode, seinen Schweinehund zu zähmen. Wenn Sie sich zwei Tage die Woche streakfrei geben und diese Tage nach Belieben wählen können, dann kommen Sie nicht in die Sucht, auch bei Krankheiten zu sporteln. Auf der anderen Seite, und das ist der Punkt, fragen Sie an einem Streak-Tag nicht: »SOLL ich heute Sport machen?«, sondern fragen Sie: »WANN soll ich heute Sport machen?« Und das ist genau die Formulierung, die den Unterschied macht. Ha! In your face, Schweinehund!

Genauso wie beim HIIT sollten Sie allerdings ein HICT erst beginnen, nachdem Sie das Okay von Ihrem Arzt bekommen haben. Auch bei diesem Booster-Training geht es ans Eingemachte – und Sie sollten das nur machen, wenn Sie hierfür ausreichend gesund und leistungsfähig sind. Der Arzt könnte auch einige Übungen abändern, denn nicht alle Übungen sind für jeden gleich geeignet. So könnte zum Beispiel ein Bluthochdruck gegen einige isometrische Belastungen sprechen – aber das besprechen Sie am besten individuell mit Ihrem Mediziner.

FÜR FAULE, DIE ES GENAU WISSEN WOLLEN

Warum HICT die Zauberformel für uns Faule ist

Das ideale HICT-Programm erfüllt folgende Voraussetzungen:

- Alle großen Muskelgruppen werden beansprucht.
- Es wird sowohl die Kraftausdauer als auch das Herz-Kreislauf-System trainiert.
- Die Muskelgruppen sind gleichmäßig und symmetrisch über den Körper verteilt, es entstehen keine Dysbalancen.
- Die Übungen sind so angeordnet, dass sich jeweils funktionell gegenspielende Muskelgruppen abwechseln. Den jeweils nicht beanspruchten Muskeln wird die Gelegenheit gegeben, sich kurz zu erholen.
- Wenn eine Übung den Puls in die Höhe treibt, gibt die folgende Übung dem Herz-Kreislauf-System die Möglichkeit, sich bei der Folgeübung ein wenig abzukühlen.
- Die Intensität der Übungen kann einfach je nach Trainingszustand selbst angepasst werden.
- Die Übungen können einfach und überall durchgeführt werden und benötigen nur wenig Zeit.

Ganz allgemein gilt: Je länger ich eine Übung durchführe, umso weniger stark darf mich diese Übung belasten – sonst könnte ich sie ja nicht so lange durchführen. Um die optimale Wirkung auf meinen Stoffwechsel zu erhalten, sollte ich nach der 4:1-Regel der hochintensiven Übungen (der vierfache gesundheitliche Effekt von intensiven Übungen versus moderater Belastungen) durchaus ins Schwitzen kommen. Die Intensität sollte allerdings so gewählt werden, dass ich jede Übung 15- bis 20-mal in dem Trainingszyklus wiederholen kann. Hierdurch wird die Wirkung auf den Metabolismus maximiert. Daher haben sich Aktivitätszeiten von 30 Sekunden bewährt.

Bitte führen Sie sich das kurz vor Augen, während Sie an meinen Lauf durch den kalten Regen denken: 30 Sekunden Dauer für eine Übung! Das reicht aus! Es gibt wirklich keine Ausreden mehr, oder? Zwischen diesen 30 Sekunden, in denen Sie alles geben, liegen einige Sekunden der Erholung, die Sie nutzen, um sich für die nächste Übung bereit zu machen – idealerweise 10 Sekunden, keinesfalls aber mehr als 30 Sekunden, wir wollen nämlich den Effekt der *inkompletten Regeneration* für uns nutzen und nicht ausschlafen.

FÜR FAULE, DIE ES GENAU WISSEN WOLLEN

Ausruhen ist später

Inkomplette Regeneration bedeutet, dass Sie sich nicht komplett erholen (sollen). Dadurch kommt es zu einem stärkeren Trainingseffekt, als wenn Sie sich vollständig ausgeruht hätten.

Auch wenn der Effekt auf eine gesteigerte VO2max und auf eine verbesserte Insulinwirkung bereits nach einem vierminütigen Training auftritt, macht ein etwas längeres Training Sinn, um auch andere Bereiche des Körpers positiv zu beeinflussen. Als Regel gilt hier: Je weniger stark Sie trainieren, desto länger müssen Sie durchhalten. Wenn Sie also nicht wirklich alles geben, dann verbringen Sie mehr Zeit bei den Übungen. Aber wenn Sie wirklich Gas geben und Ihnen das den Schweiß auf die Stirn treibt, Sie mich und dieses Buch verfluchen, aber nicht mehr genug Luft bekommen, um wirklich Schimpfwörter zu rufen, dann brauchen Sie nur 7 Minuten für die Übungen. Plus 5 Minuten Warmmachen und 3 Minuten Cool-down im Anschluss und Sie trainieren optimal in nur 15 Minuten. Das Ganze 5-mal in der Woche und – tataa – Sie kommen auf genau die 75 Minuten hochintensives Training, was Ihnen noch für das WHO-Punktekonto und die volle 4:1-Wirkung fehlt.

Die optimalen Übungen, die uns Faule ins Schwitzen bringen

Jetzt aber auf zu den Übungen des idealen Work-out-Programms. Ich habe mir das nicht selber ausgedacht, daher Ehre, wem Ehre gebührt: nämlich den Wissenschaftlern Brett Klika und Chris Jordan aus Orlando, Florida, die dieses Programm bereits 2013 im renommierten Fachblatt *ACSM's Health & Fitness Journal* des American College of Sports Medicine veröffentlichten.[9]

Die Übungen sollten übrigens tatsächlich in dieser Reihenfolge durchgeführt werden, da sie nur so optimal wirken können. 30 Sekunden pro Übung, 10 Sekunden Wechselpause zwischen den Übungen.

WAS WIR FAULE UNS MERKEN SOLLTEN

30 Sekunden pro Übung, 10 Sekunden Wechselpause.

Ein Durchgang reicht in der Regel aus. Wenn Sie wollen, können Sie aber das Ganze bis zu drei Mal wiederholen. Fangen Sie die ersten Tage langsam an, damit Sie sich nicht überfordern. Vergessen Sie nicht: Ein hochintensives Training fordert einiges vom Körper und Sie wollen sich ja nicht überlasten. Und es gilt wie immer: Bevor Sie beginnen, ab zum Arzt!

Los geht's – aber erst mal langsam vorbereiten

Los geht es mit einem leichten Aufwärmtraining. Machen Sie einen kleinen Dauerlauf, gerne auch auf der Stelle. Vielleicht erinnern Sie sich noch an das klassische Aufwärmen im Sportunterricht in der Schule? Das war ätzend und langweilig, oder? Heutzutage führt man sogenannte *Movement Preps* durch. Das klingt nicht nur cooler, das ist es auch. Das Ziel der Preps ist, die Strukturen des Körpers auf die gleich folgenden Übungen vorzubereiten. Die Elastizität von Sehnen, Bändern und Muskeln nimmt dadurch gleichzeitig mit der Erhöhung der Köperkerntemperatur zu. Neben dem lockeren Einlaufen sollten Sie daher die Bewegungen der nun folgenden Übungen schon einmal langsam und kontrolliert durchführen. Dadurch werden alle Strukturen des Körpers an die Bewegungsumfänge gewöhnt.

Es geht bei den Movement Preps aber nicht um eine übermäßige Dehnung, wie man das früher einmal gemacht hat. Eine Dehnung vor den eigentlichen Übungen kann die Leistungsfähigkeit sogar herabsetzen.

TYPISCHE MOVEMENT PREPS

Seitliche Hüftdrehung

Legen Sie sich auf den Rücken und strecken Sie die Arme seitlich von sich. Heben Sie nun die Füße an und beugen Sie Hüfte und Knie jeweils im rechten Winkel. Nun drehen Sie die Hüfte nach rechts und links, bis die Knie jeweils seitlich den Boden berühren, ohne dass die Schultern den Kontakt zum Boden verlieren.

Nach unten schauender Hund

Einige von Ihnen kennen diese Übung vielleicht bereits aus dem Yoga. Beginnen Sie im Vierfüßerstand und stellen Sie die Füße hüftbreit auf den Boden. Die Knie sollten sich dabei unter den Hüften befinden. Strecken Sie dann die Arme, die sich auf Höhe der Schultern befinden sollten. Nun strecken Sie die Beine durch und bewegen Ihren Popo in Richtung Himmel. Halten Sie diese Position für einige Sekunden und beugen Sie dann die Knie wieder. Das Ganze ein paarmal wiederholen – fertig.

Ausfallschritte

Beginnen Sie mit einem parallelen Stand und machen Sie einen weiten Ausfallschritt mit dem rechten Bein nach vorn. Setzen Sie dann beide Hände an der Innenseite des rechten Fußes auf den Boden. Vielleicht schaffen Sie es ja sogar, Unterarm und Ellenbogen mit abzulegen. Das hintere Knie sollte den Boden allerdings nicht berühren. Kurz in dieser Position verweilen, aufrichten und weiter geht es mit dem anderen Bein und dem anderen Arm.

Seitwärtsschritte

Stellen Sie sich hin und spreizen Sie Ihre Beine hüftbreit, die Zehenspitzen zeigen nach vorn. Nun machen Sie einen großen Ausfallschritt zur rechten Seite, das linke Bein wird hierbei gestreckt, das rechte Knie wird gebeugt. Die Zehenspitzen müssen weiterhin nach vorn zeigen, damit die Dehnung perfekt ist. Der Rumpf soll während der gesamten Übung aufrecht sein. Zu beiden Seiten wiederholen.

Das Warmlaufen und die Movement Preps sollten nicht mehr als 5 Minuten Ihrer Zeit benötigen. Dann geht es ans Eingemachte.

Full Power – 7 Minuten für (plötzlich nicht mehr ganz so) Faule

JUMPING JACKS

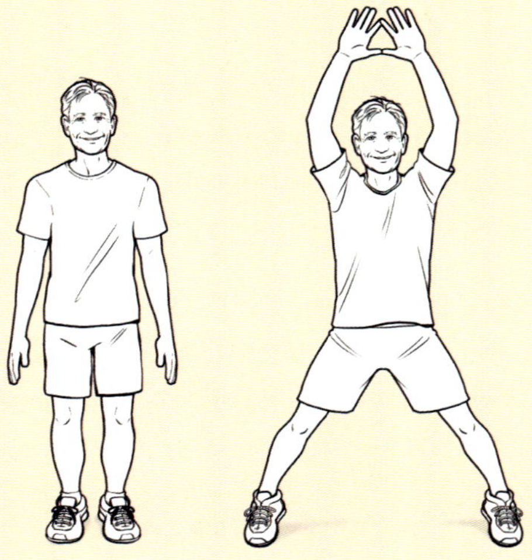

Los geht es mit etwas Kraftausdauer und Cardio. Der große Radius der Bewegung ermöglicht ein Training des ganzen Körpers, von den Füßen über die Hüfte bis nach oben zu den Schultern und der Halswirbelsäule. Außerdem wird mit dieser Übung das Warm-up noch etwas verlängert.

Je nachdem, wie schnell man die Sprünge durchführt, lässt sich die Belastung recht gut dosieren. Anfänger hüpfen langsam, Profis schneller. Aber geben Sie alles – im Rahmen Ihrer derzeitigen Möglichkeiten. Denken Sie daran: 4:1 für Ihre Gesundheit – und Sie wollen als Nachwuchs-Biohacker ja maximale Resultate erzielen.

Gesundheitliche Wirkung

Eine kleine Motivation gefällig? Dann schauen Sie mal auf die Liste der Muskeln, die durch diese einfache Übung trainiert werden:

- *Muskulus quadriceps femoris* (Oberschenkelstrecker)
- *Bizeps femoris* (das ist der große Bruder des altbekannten Bizeps am Arm, nur halt am Bein – und hier ist seine Aufgabe die Beugung)
- *Muskulus trizeps surae* (der Wadenmuskel, der das Knie beugt und den Fuß streckt. Bei mir der einzige Muskel, der wirklich gut aussieht – typisch Läufer)
- Oberschenkeladduktoren (an der Innenseite der Oberschenkel führen sie das abgespreizte Bein zurück)
- Oberschenkelabduktoren (die Gegenspieler der Adduktoren: Sie öffnen die Spreizung)

- *Muskulus Gluteus maximus* (der formbestimmende Muskel des Popos)
- *Muskulus deltoideus* (auch an der Schulter wirken die Dumping Jacks wahre Wunder. Der Deltamuskel ist der größte Schultermuskel und gibt der Schulter eine schöne Form)
- *Musculus brachialis* und *Muskulus bizeps brachii* (hier ist der sagenumwobene Bizeps. Wenn Sie also bei der nächsten Party angeben wollen, machen Sie die Jumping Jacks regelmäßig. Sie werden mit kräftigen Oberarmen belohnt)
- *Rectus abdominis* (der gerade Bauchmuskel, jawoll: das Sixpack. Bei den Sprüngen hält er die Balance, am Strand sieht er toll aus – wenn er nicht von einem Fettmantel eingepackt ist. Aber das ist eine andere Geschichte)

Wie mache ich es richtig?

- Stellen Sie sich aufrecht hin, die Füße schulterbreit auseinander, die Wirbelsäule gestreckt. Schauen Sie nach vorn, die Arme hängen seitlich am Körper.
- Springen Sie nun hoch und spannen Sie dabei den Bauch an, um eine stabile Körpermitte aufrechtzuerhalten.
- Spreizen Sie im Springen die Beine auseinander und heben Sie gleichzeitig die Arme nach oben, sodass sich die Hände über dem Kopf treffen. Die Füße landen dann auf dem Boden mit einer Spreizung, die mehr als schulterbreit ist.
- Keine Zeit für eine Pause, springen Sie sofort wieder hoch. Führen Sie die Arme nach unten neben den Körper und schließen Sie die Beine wieder. Wer es richtig wissen will, kann die Arme auch hinter dem Oberkörper zusammenführen – muss aber nicht sein.
- Die Übung sollte 30 Sekunden dauern.

Und wie immer: Fangen Sie bei Beginn Ihres Trainings langsam an und steigern Sie über die Wochen die Geschwindigkeit. Achten Sie die ganze Zeit auf eine hohe Spannung im gesamten Körper. Um die Gelenke zu schonen, sollten Sie so leise springen wie möglich. Versuchen Sie doch einmal, gar keine Geräusche zu machen – von den Schweißtropfen, die auf den Boden prallen, natürlich mal abgesehen. Aber Schweiß ist ja nichts anderes als Schwäche, die den Körper verlässt.

WAND-SITZ

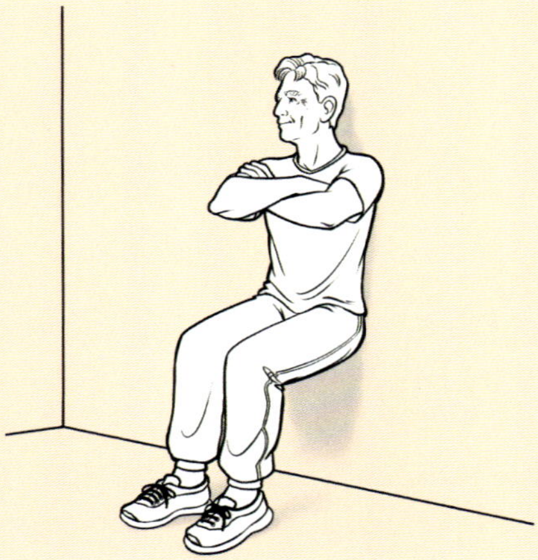

Denken Sie nicht, Sitzen wäre einfach. Das ist es zumindest dann nicht, wenn man keinen Stuhl zur Verfügung hat. Im Gegensatz zu den Jumping Jacks wird die Muskelspannung beim Wand-Sitz allerdings isometrisch durchgeführt. Das bedeutet: volle Spannung im Muskel, aber keine Verkürzung oder Dehnung.

Gesundheitliche Wirkung

Wenn Sie mal so richtig Ihre Gesäß- und Oberschenkelmuskeln trainieren möchten und dabei auch die Rückenmuskulatur etwas quälen wollen, dann ist diese Übung genau das Richtige für Sie.

Wie mache ich es richtig?

- Stellen Sie sich mit dem Rücken zur Wand ungefähr einen Schritt entfernt von ihr hin, die Füße hüftbreit auseinander.
- Jetzt lehnen Sie sich mit dem Rücken an die Wand und gleiten langsam in eine sitzende Position. Also so sitzend, wie Sie sonst auf einem Stuhl sitzen würden: 90-Grad-Beugung in Hüften und Knien. Vergessen Sie aber nicht: Sie haben keinen Stuhl unter sich.
- Pressen Sie den Rücken an die Wand und halten Sie ihn gerade. Atmen nicht vergessen.
- Und los geht's für 30 Sekunden.

Versuchen Sie, Ihr geschmeidiges, überlegenes Lächeln nicht zu verlieren. Anfänger können sich mit den Händen auf den Oberschenkeln abstützen, Profis nehmen die Hände hoch und lernen schnell eine Fremdsprache.

LIEGESTÜTZ

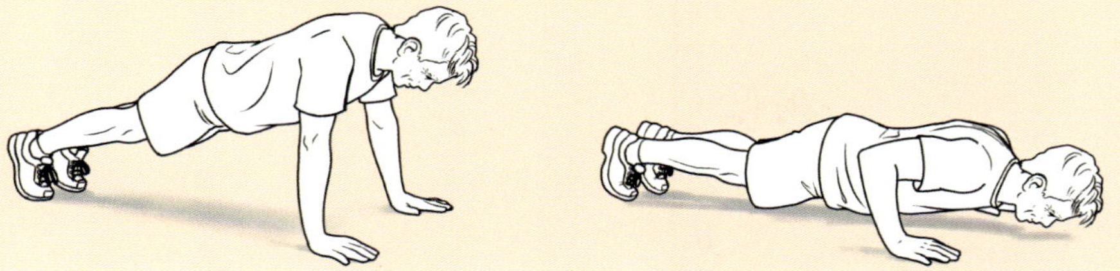

Der Klassiker unter den Übungen – aber gar nicht mal so leicht, wie viele von uns glauben. Wer einen guten Liegestütz beherrscht, hat auch sein Leben im Griff, sagt man.

Es gibt endlose Variationen von Liegestützen, oder modernen Push-ups, je nachdem, welche Handposition man verwendet, wie man die Beine beugt oder streckt oder wie dynamisch man die Übung durchführt. Konzentrieren wir uns aber zunächst auf die Basisübung.

Gesundheitliche Wirkung

Liegestütze trainieren vor allem die Arme und die Brust, aber – Sie werden es spüren – auch Bauch und Rücken kommen nicht zu kurz, denn der Rumpf sollte während der Übung schön gestreckt bleiben.

Wie mache ich es richtig?

- Gehen Sie auf die Knie und setzen Sie Ihre Hände auf den Boden, die Hände sollten unter den Schultern platziert sein. Die Fingerspitzen zeigen nach vorn und die Finger liegen eng aneinander. Achten Sie auf einen geraden Rücken, der Kopf bildet die Verlängerung der Wirbelsäule, während Sie die Beine nach hinten strecken. Anfänger können das Gewicht zunächst auf den Knien halten, Fortgeschrittene stehen auf den Zehenspitzen.
- Beugen Sie nun langsam die Arme, sodass sich die Nase dem Boden nähert und ihn schließlich fast berührt. Menschen mit langen Nasen haben es hier etwas einfacher, Stupsnasen müssen alles geben. Die Ellenbogen zeigen nach außen und etwas schräg nach hinten.
- Noch einmal, weil es so wichtig ist: Die Rückenmuskeln und die Bauchmuskeln bleiben schön gespannt. Fallen Sie nicht ins Hohlkreuz und vermeiden Sie, dass der Popo himmelwärts verschwindet.
- Dann geht es wieder aufwärts: Arme strecken, aber nicht komplett, das schont das Ellenbogengelenk und verstärkt gleichzeitig den Trainingseffekt.
- Wiederholen Sie alles für 30 Sekunden.

Eine Qual, die sich lohnt. Oder wie man sagt: »Der Schmerz verschwindet, der Stolz bleibt!«

CRUNCHES

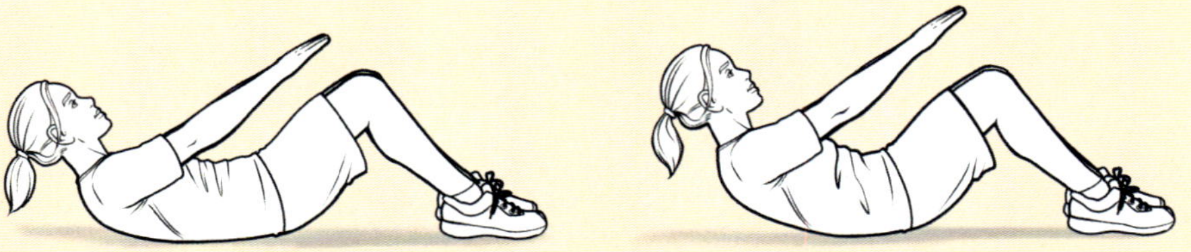

Bei der nächsten Übung würde ich am liebsten einen Kaffee trinken gehen und Sie das mal schön alleine machen lassen. Die »Bauchpresse« wird nämlich auch nicht cooler, nur weil man Sie »Crunch« nennt.

Gesundheitliche Wirkung

Wer eine stabile Körpermitte haben möchte, kommt um diese Übung einfach nicht herum.

Wie mache ich es richtig?

- Legen Sie sich flach auf den Boden. (Bis hierhin geht die Übung noch sehr einfach.) Dann führen Sie die Hände an die Schläfen – bitte nicht hinter den Kopf, sonst kann es zu Fehlausführungen kommen. Die Knie dürfen Sie um 90 Grad beugen und die Füße flach auf den Boden aufstellen.
- Und dort, auf dem Boden, bleiben die Füße auch, während Sie die Schultern nach oben heben. Der untere Rücken darf entspannt auf dem Boden liegen bleiben – wenn man das überhaupt als Entspannung bezeichnen kann.
- Rollen Sie den oberen Rücken leicht ein, während sich die Brust in Richtung Knie bewegt. Die Schultern müssen nur minimal den Boden verlassen – das reicht völlig aus.
- Halten Sie den Kopf gerade als Verlängerung der Wirbelsäule. Das ist auch der Grund, weshalb die Hände nicht hinter dem Kopf gehalten werden sollten. Zum einen wünschen wir uns die Spannung in der Halswirbelsäule ohne Hilfe von außen. Zum anderen wollen wir vermeiden, dass der Kopf eine Nickbewegung nach vorne macht, und die Hände im Nacken würden das fördern.
- Halten Sie diese Position für einen Moment und senken Sie sich dann wieder ab. Aber nicht ausruhen, denn es geht schon wieder los.
- Wiederholen Sie diese Übung für die üblichen 30 Sekunden – und die können sehr lang sein: beim Zahnarzt und bei Crunches.

STUHL-STEP-UP

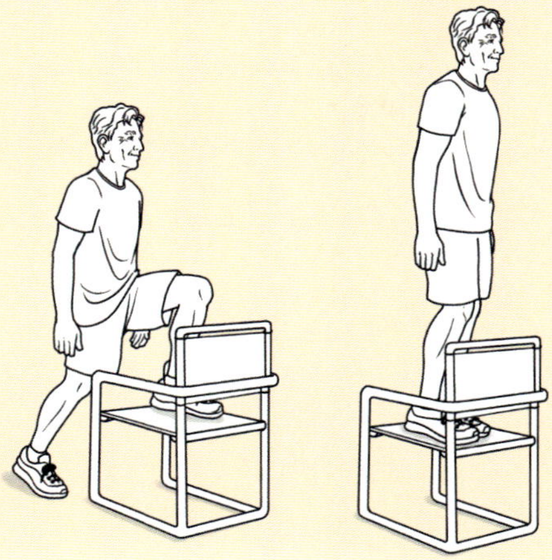

Bei dieser Übung simulieren wir das Treppensteigen – mit sehr hohen Stufen.

Gesundheitliche Wirkung

Wir trainieren fast alle Beinmuskeln und bringen gleichzeitig unser Herz-Kreislauf-System so richtig in Schwung.

Wie mache ich es richtig?

- Steigen Sie mit Ihrem linken Bein auf einen Stuhl und ziehen Sie das rechte Bein nach. Achten Sie darauf, dass Ihr Oberkörper gerade bleibt.
- Kommen Sie dann wieder vom Stuhl herunter, indem Sie zuerst wieder das linke Bein und dann das rechte auf den Boden setzen.
- Machen Sie das für 15 Sekunden und wechseln Sie dann die Seite, um für weitere 15 Sekunden zuerst immer mit dem rechten Bein zu agieren.

Achtung: Nichts nehmen, was wackelt. Passen Sie bitte auf, dass der Stuhl oder das Bänkchen, das Sie benutzen, genügend Stabilität besitzt und Ihr Körpergewicht tragen kann, damit Sie nicht umkippen oder abrutschen.

KNIEBEUGE

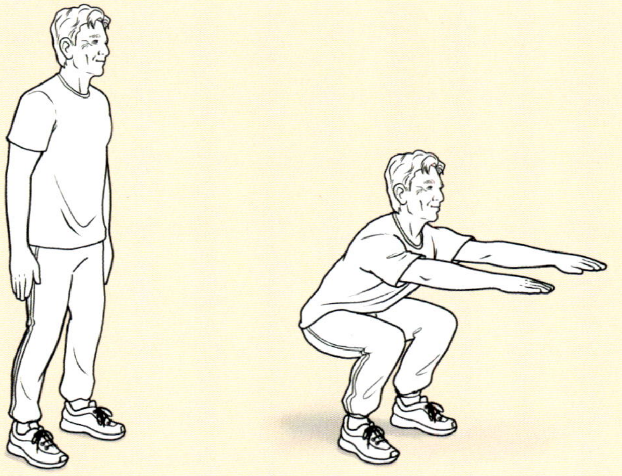

Zur Entspannung nun ein paar Kniebeugen. Auch wenn die Übung einfach aussieht, sie hat trotzdem ihre Tücken.

Gesundheitliche Wirkung

Trainiert vor allem den unteren Körper. Diese Übung stärkt die Kraftausdauer und bringt den Kreislauf in Schwung – nicht dass Sie einschlafen.

Wie mache ich es richtig?

- Stellen Sie Ihre Füße hüftbreit auseinander, die Knie sind leicht gebeugt, die Arme nach vorn gestreckt.
- Beugen Sie nun Ihre Knie und lassen Sie Ihren Popo nach unten absinken, bis Ober- und Unterschenkel einen 90-Grad-Winkel bilden.
- Kommen Sie dann wieder hoch, aber strecken Sie die Knie nicht ganz durch, das schont Ihre Gelenke.
- 30 Sekunden für nicht mehr ganz so Faule.

Achten Sie darauf, dass Ihre Knie nicht weiter vorn stehen als Ihre Fußspitzen. Ein großer Spiegel zur Selbstkontrolle könnte hier hilfreich sein.

TRIZEPS-DIP AM STUHL

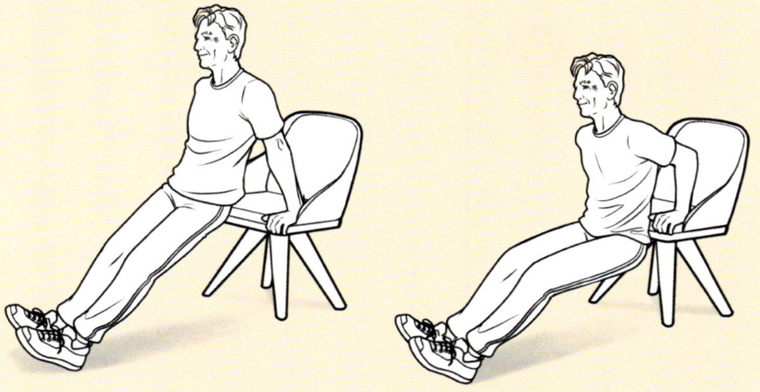

Erinnern Sie sich an den Stuhl von vorhin? Dann nutzen Sie ihn doch gleich für die nächste Übung. Jetzt geht es an die Oberarme. Bizeps kann jeder, jetzt ist der Trizeps dran.

Gesundheitliche Wirkung

Trainiert vor allem den oberen Körper. Ganz besonders gibt's hier Power für die Oberarme.

Wie mache ich es richtig?

- Setzen Sie sich auf einen (stabil stehenden) Stuhl und greifen Sie mit Ihren Händen neben das Gesäß am Ende der Sitzfläche, die Handrücken zeigen dabei nach vorn.
- Je nach Trainingszustand stellen Sie nun die Beine nach vorne weg. Dann beugen Sie Ihre Arme leicht und rutschen mit dem Popo vor die Sitzfläche, sodass er in der Luft schwebt.
- Beugen Sie die Arme nun weiter und senken Sie Ihr Gesäß Richtung Boden ab. Halten Sie den Rücken dabei wie immer gerade und vergessen Sie nicht zu atmen.
- Wenn Sie der Meinung sind, der Popo ist genug abgesenkt, dann geht es wieder nach oben: Arme strecken und in die Ausgangsposition drücken. Aber bitte strecken Sie die Ellenbogen nicht komplett durch. Das schützt wieder die Gelenke und macht die Übung effektiver.
- 30 Sekunden, die sich lohnen.

Beim Trizeps-Dip am Stuhl können Sie den Schwierigkeitsgrad selbst bestimmen, ja nachdem, wie weit entfernt vom Stuhl Sie die Füße aufsetzen. Anfänger lassen die Füße eher dicht am Stuhl, die Schwarzeneggers unter uns stellen sie ganz weit nach vorn.

PLANKING

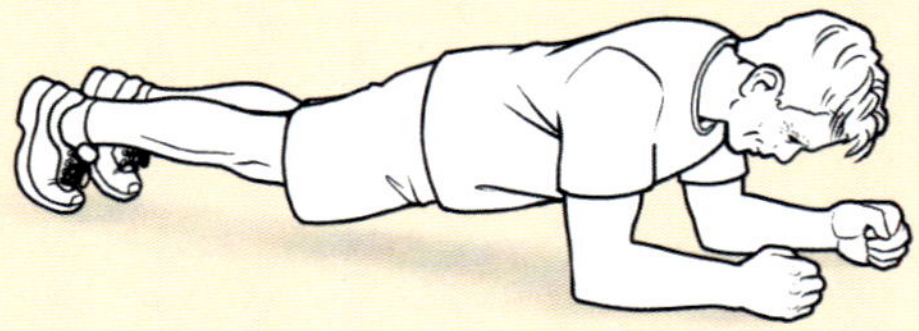

Wieder so eine Übung mit einem coolen und einem uncoolen Namen. Sie haben die Wahl, ob Sie lieber einen »Plank« oder einen »Unterarmstütz« ausführen. Die Übung ist exakt die gleiche, aber auf einer Party am Abend erzählen Sie besser von Ihrer Plank-Challenge als von der Unterarmstütz-Übung.

Gesundheitliche Wirkung

Der Plank ist sicher die effektivste Übung für Ihre Körpermitte. Und für all die Muskeln, die wir täglich so sträflich vernachlässigen.

Wie mache ich es richtig?

- Gehen Sie auf die Knie und legen Sie die Unterarme auf dem Boden ab. Die Ellenbogen sollten dabei auf Höhe der Schultern sein.
- Sie dürfen Richtung Boden blicken und leise fluchen, während Sie die Füße mit den Zehenspitzen aufstellen und auf einen geraden Rücken achten.
- In dieser Position müssen Sie nun 30 Sekunden verharren, ohne dass der Popo absackt oder gen Himmel ausgestreckt wird. Der Körper sollte eine Linie bilden – und das Lächeln bitte nicht vergessen. Das Atmen natürlich auch nicht.

Eigentlich gleicht die Übung einem Liegestütz, außer dass Sie bequem auf den Unterarmen liegen und sich nicht einmal auf und ab bewegen müssen. Aber unterschätzen Sie den Plank nicht! Er kann Sie fertigmachen.

KNIEHEBELAUF

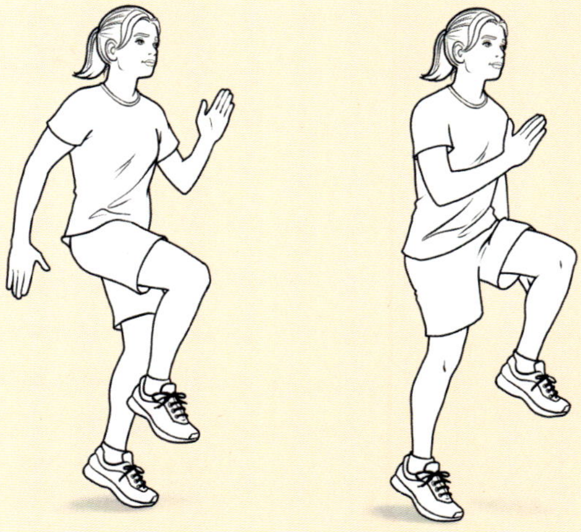

Nach diesen langen statischen Übungen ist es wieder Zeit, etwas Schwung in das Herz-Kreislauf-System zu bringen. Also los geht's zum Kniehebelauf.

Gesundheitliche Wirkung

Der Kniehebelauf trainiert den ganzen Körper und bringt den Stoffwechsel so richtig in Gang.

Wie mache ich es richtig?

- Eigentlich ist es ein Jogging auf der Stelle, nur dass Sie die Knie höher heben, als Sie das bei einem Waldlauf machen würden. Dadurch wird es richtig anstrengend.
- Machen Sie das 30 Sekunden lang und achten Sie die ganze Zeit darauf, dass die Knie nicht automatisch versuchen, sich immer weniger zu heben.

Sie können sich dabei ja selber wie ein Drill-Instructor anschreien: »Höher, du Schwächling! Heb die Knie! Willst du schon aufgeben, du Lusche?« Aber wenn Sie es richtig machen, dann haben Sie für das Schreien keine Luft mehr übrig.

AUSFALLSCHRITTE

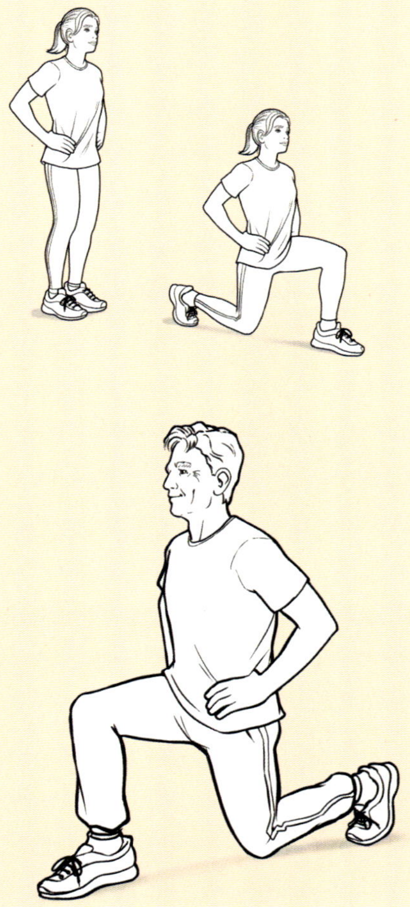

Dies ist wieder eine etwas ruhigere Übung, die zu den sogenannten Lunges gehört.

Gesundheitliche Wirkung

Sie trainieren vor allem den unteren Körper, besonders die Oberschenkel und das Gesäß, und Ihr Kreislauf kann sich wieder etwas beruhigen.

Wie mache ich es richtig?

- Stellen Sie sich aufrecht hin und machen Sie dann einen weiten Schritt nach vorn. Die Hände können an der Hüfte gehalten werden, aber achten Sie auf einen stabilen Stand. Der Blick geht unbeirrt nach vorn, der vordere Fuß sollte etwas weiter als Schrittlänge aufgesetzt werden.
- Beugen Sie nun die Beine, bis sie etwa um 90 Grad angewinkelt sind. Der Überkörper bleibt dabei aufrecht und gerade. Achten Sie darauf, dass die Knie nicht nach außen wandern oder die Zehenspitzen sich nach außen drehen.
- Drücken Sie sich nun mit dem vorderen Bein wieder nach oben und ziehen Sie das hintere Bein nach.
- Machen Sie dann mit dem anderen Bein den Ausfallschritt, und weiter geht's für 30 Sekunden, dann haben Sie es schon geschafft.

Stabilität ist bei dieser Übung extrem wichtig. Die Profis können übrigens in der abgesenkten Position ein wenig verweilen – richtig schön anstrengend.

LIEGESTÜTZ MIT SEITHEBE

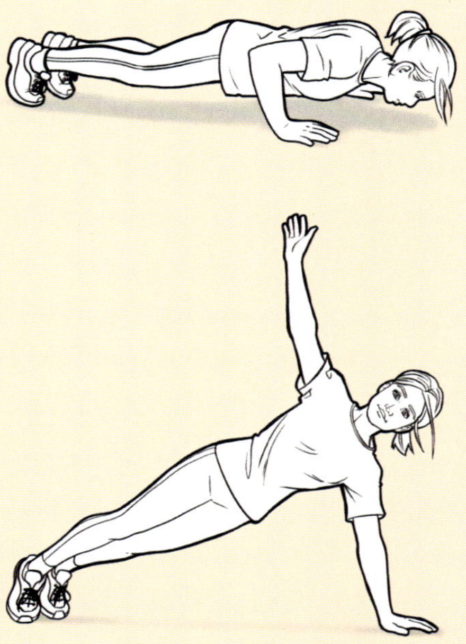

Inzwischen sind Sie schon Profi, also muss ich zu dieser Übung eigentlich nicht mehr viel erklären. Es ist nämlich wieder einmal Zeit für ein paar Liegestütze – oder Push-ups für die Coolen unter uns.

Gesundheitliche Wirkung

Trainiert vor allem den oberen Körper, den Bauch und den Rücken. Achten Sie darauf, dass der Rumpf während der gesamten Übung gestreckt bleibt.

Wie mache ich es richtig?

- Gehen Sie auf die Knie und setzen Sie Ihre Hände auf den Boden. Die Hände sollten unter den Schultern platziert sein, die Beine werden nach hinten gestreckt.
- Beugen Sie nun die Arme. Die Ellenbogen zeigen nach außen und etwas schräg nach hinten.
- Strecken Sie die Arme wieder, drücken Sie sie aber nicht durch, um Ihre Gelenke zu schonen.
- Drehen Sie den Oberkörper um die eigene Achse nach rechts, strecken Sie dabei den rechten Arm gen Himmel und kommen danach wieder in die Grundstellung zurück.
- Nach dem nächsten Liegestütz drehen Sie sich um die eigene Achse nach links, während Sie den linken Arm nach oben strecken, und kommen wieder in die Grundstellung zurück.
- Wiederholen Sie das Ganze für 30 Sekunden.

Noch einmal, weil es so wichtig ist: Die Rückenmuskeln und die Bauchmuskeln bleiben schön gespannt. Fallen Sie nicht ins Hohlkreuz und vermeiden Sie, dass der Popo himmelwärts verschwindet. Viel Spaß dabei.

SIDE-PLANK

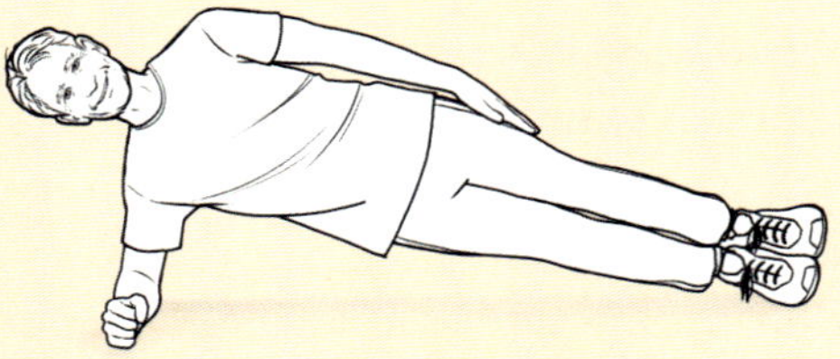

Sie erinnern sich sicherlich noch an den Unterarmstütz, den Plank? Hier kommt er noch mal, aber diesmal in seitlicher Position. Sie dürften sich aber freuen, die beiden Planks (erst rechts, dann links) beenden das Zirkeltraining und Sie haben es gleich geschafft.

Gesundheitliche Wirkung

Der Side-Plank trainiert vor allem die Körpermitte.

Wie mache ich es richtig?

- Legen Sie sich mit der rechten Körperseite auf den Boden und stützen Sie sich auf dem Unterarm auf. Der Ellenbogen liegt wieder unter der Schulter. Die Hand des linken Arms können Sie gelassen auf dem linken Oberschenkel ablegen.
- Strecken Sie nun die Hüfte nach oben, sodass Ihr Körper eine gerade Linie bildet.
- Lächeln Sie für 30 Sekunden und vergessen Sie nicht zu atmen. Wechseln Sie dann die Seite.

UND NUN DER COOL-DOWN

Im Anschluss an den Zirkel sollen Sie nun für drei Minuten langsam alle Systeme wieder herunterfahren. Also wieder ein kleiner Dauerlauf auf der Stelle, einige Hampelmänner, die Arme ausschütteln – alles, was Sie vom Arbeitsmodus in den Ruhemodus bringt.

Herzlichen Glückwunsch! In nur 15 Minuten haben Sie sehr viel für Ihre Fitness und Gesundheit getan. Wenn Sie das an fünf Tagen in der Woche machen, ist es perfekt. Einige Übungen kann man im Laufe der Zeit schwerer machen, aber damit können Sie sich Zeit lassen – Hauptsache, Sie machen es regelmäßig.

WAS WIR FAULE UNS MERKEN SOLLTEN

Ablauf des HICT

1. 5 Minuten Warm-up mit Movement Preps
2. Eigentliches Zirkeltraining jeweils 30 Sekunden Übung und 10 Sekunden Wechselpause
   - Jumping Jacks
   - Wand-Sitz
   - Liegestütz
   - Crunches
   - Stuhl-Step-up
   - Kniebeuge
   - Trizeps-Dip am Stuhl
   - Planking
   - Kniehebelauf
   - Ausfallschritte
   - Liegestütz mit Seithebe
   - Side-Plank rechts
   - Side-Plank links
3. 3 Minuten Cool-down

Ich weiß, es ist schwer, die Motivation über längere Zeit aufrechtzuhalten. Aber es geht ja nicht nur um ein paar Übungen – es geht um Ihr neues Leben. Um Ihre neue Persönlichkeit. Sie sind ein Mensch, der sich um seine Gesundheit und seine Fitness kümmert. Sie haben Ansprüche an das Leben und an sich und die sollten Sie erfüllen. Ab heute lautet die Frage also nicht: »MACHE ich es heute?«, sondern: »WANN mache ich es heute?«

Genug geschwitzt – jetzt kommt die Entspannung

Wir haben uns so viel um Aktivität und Bewegung gekümmert, nun ist es an der Zeit, für etwas Entspannung zu sorgen. Denn auch Stressbewältigung und Ruhe gehören zu einem gesunden Leben dazu. Aber wir werden uns nicht einfach gemeinsam auf die Wiese legen und uns vormachen, dass unsere Arme und Beine schwer werden. Wir leben nicht in einer Wohlfühl-Kuschel-Welt. Und genau wie bei der richtigen Dosis an Aktivität und Training geht es auch bei der Entspannung um die *richtigen* Interventionen zur *richtigen* Zeit in genau der *richtigen* Dosis.

Aber dieses Mal konzentrieren wir uns nicht auf unseren Körper, sondern auf unseren Geist. Wir werden nämlich knallhart unser Gehirn umbauen, so wie wir bislang unsere Muskeln umgebaut haben. Biohacking! Aber bei der Entspannung und der Stressregulation geht es um noch viel mehr: Es geht nämlich um Ihr Leben! Nicht sonderlich entspannender Gedanke, oder? Und es wird noch erschreckender: Denn die richtige Entspannung kann anfänglich wirklich anstrengend sein.

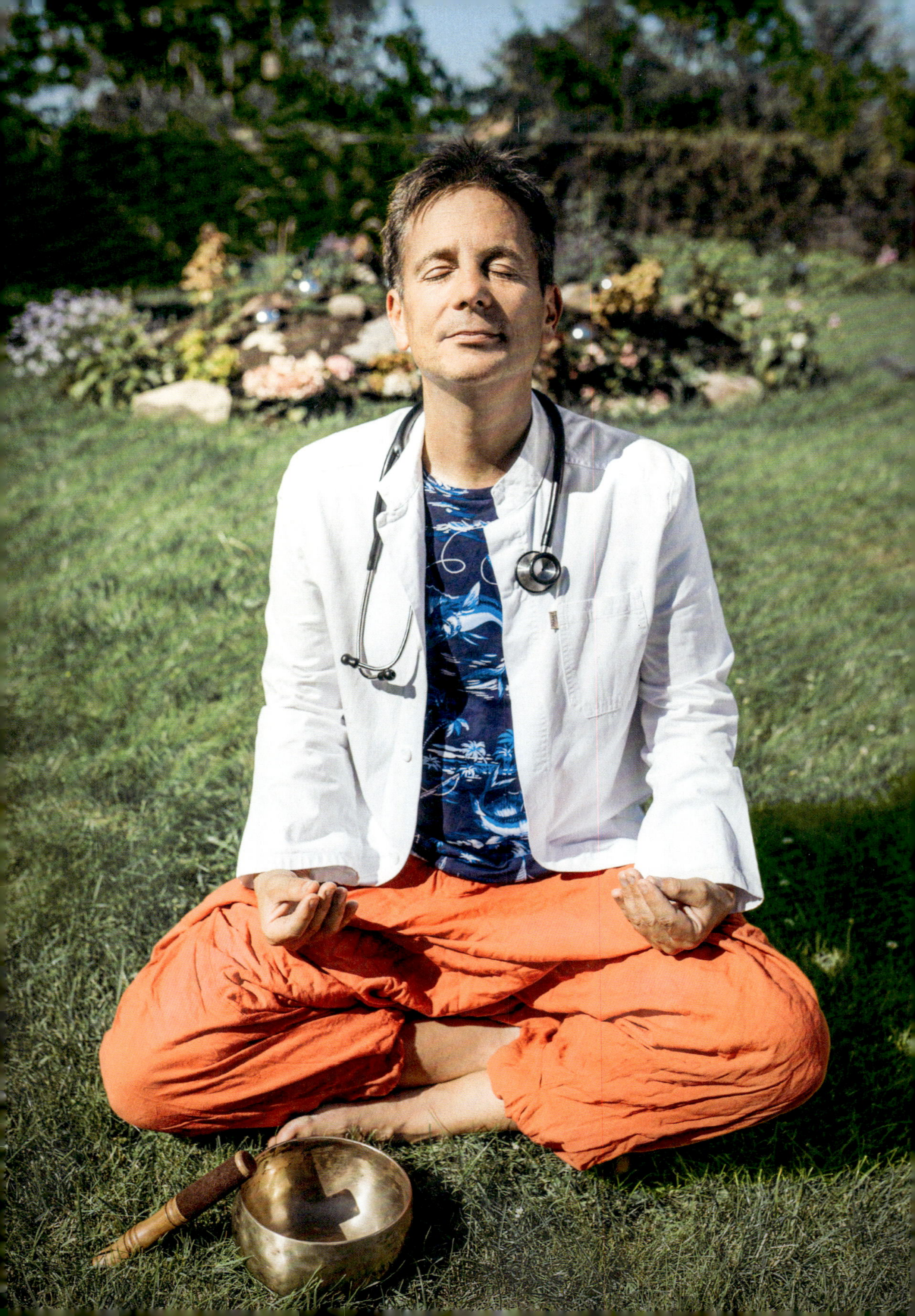

2 Teil

Die Seele

Nach dem Körper kümmern wir uns nun um Ihre Seele. Schlafstörungen und Angstzustände werden gelindert, genauso wie depressive Verstimmungen und Zukunftsängste. Aber die Seele hat auch Auswirkungen auf unsere körperliche Gesundheit. Daher werden Sie zudem Veränderungen bei Bluthochdruck, Atembeschwerden oder chronischen Schmerzen spüren.
Und wenn andere Sie fragen: »Warum siehst du in letzter Zeit so entspannt aus?«, dann antworten Sie einfach: »Ich habe die Lizenz zum Faulsein!«

11 Warum ich den Fall der Berliner Mauer verpasst habe

Es gibt Momente im Leben eines Menschen, die sich für immer tief in seine Seele einbrennen. Der erste Kuss, die Geburt eines Kindes, der erste Blick auf die Modelleisenbahn im Schaufenster des Spielzeugladens an der Ecke. Wenn man später an diese Momente zurückdenkt, so erscheinen sie meistens nicht nur als Bilder vor unserem inneren Auge. Nicht selten werden sie auch von den anderen Sinnen erinnert. Plötzlich werden wir in eine sonst längst verblasste Zeit unserer eigenen Lebenschronik zurückgeworfen. Und so stehen wir wieder am Fenster des Spielwarenladens und fühlen die kalte Scheibe an unserer Nasenspitze. Wir spüren das Drängen unserer Mutter, die schnell weitergehen möchte, während wir doch nur noch eine Runde des Zuges beobachten wollen, der unsere gesamte Aufmerksamkeit in Beschlag nimmt – und der für uns in diesem Moment die Welt bedeutet.

Solch einen Moment erlebte ich als 18-Jähriger Ende der 80er-Jahre. Und der Moment dauerte nicht nur Minuten, sondern ein ganzes Wochenende.

Mit unserem kleinen Philosophiekurs wollten wir das Wochenende in einem Kloster verbringen. Nun gab es damals in Berlin anscheinend keine Kloster, sodass eine Bahnfahrt auf das platte Land nach Norddeutschland geplant war. Wir wollten früh aufbrechen, und so ging ich Donnerstagabend bereits früh ins Bett, las noch ein paar Seiten in meinen geliebten Comicheften – die man ja als gerade volljährig gewordener Junge noch genießen darf – und schlief in freudiger Erwartung auf das Wochenende ein.

Es war Freitag, der 10. November 1989, der Morgen, nachdem am 9. November die Mauer gefallen war. Und damit begann das Wochenende, das sich tief in meine Seele gefressen hat wie wahrscheinlich auch in die Seele der meisten anderen Deutschen. Meine Eltern weckten mich mit der Neuigkeit, dass die Mauer offen sei. Wir konnten unseren Augen nicht trauen, als wir die Bilder im Fernsehen sahen. Nur wenige Kilometer von unserem Wohnort in Berlin entfernt wurde gerade Geschichte geschrieben. Wir lagen uns weinend in den Armen und konnten nicht fassen, was da gerade geschah. Und eins war mir klar: Ich will da hin! Ich will zum Brandenburger Tor und die Weltgeschichte live erleben.

Während sich meine Klassenkameraden tatsächlich in Richtung Brandenburger Tor aufmachten, um auf die Berliner Mauer zu klettern, zu lachen, zu singen und die Zeitenwende zu feiern, bestand unser Philosophielehrer darauf, dass unser kleiner Philosophiekurs die Klosterreise wie geplant antreten sollte. »Gebucht ist gebucht«, sagte er. Wir schimpften und jammerten – schließlich war es doch ein historischer Moment und den konnte man doch nicht in irgendeinem Kloster verpassen! Aber Fred, so hieß unser Lehrer, ließ sich nicht erweichen. Wir durften nicht nach Berlin-Mitte, Schulpflicht ist Schulpflicht und Plan ist Plan.

Ich weiß nicht, ob Fred die Bedeutung des 9. November einfach nicht begriffen hatte. Oder ob er sie mehr begriffen hatte als alle anderen zu diesem Zeitpunkt. Auf jeden Fall machte sich der Philosophiekurs der Klasse 13 b schlecht gelaunt und schimpfend auf in Richtung Landkloster, während scheinbar alle anderen Menschen vom Land in Richtung Berlin reisten.

Es ging an diesem Wochenende um das Thema »Zeit«. Wir wollten philosophisch durchleuchten, was Zeit eigentlich bedeutet. Dafür begaben wir uns an den zeitlosen Ort eines Klosters. Während sich Deutschland und die Welt von scheinbar einer Sekunde auf die andere veränderten, hielten wir die Zeit einfach an. Nicht nur unser eigenes Leben stand für ein Wochenende still, es war, als ginge die Weltgeschichte an uns vorüber und beträfe uns nicht. Als könnten wir aus einer beobachtenden Position heraus betrachten, wie Staaten zerbrachen, Lebensläufe sich änderten, Menschen zusammenfanden und Schicksale ihren Lauf nahmen, scheinbar ohne dass es uns selbst etwas anging. Wir wurden zu neutralen Beobachtern und waren vielleicht die einzigen Menschen in Deutschland, die zwar die Feier auf der Mauer verpassten, deren Geist aber von den Eindrücken nicht eingedrückt wurde.

Der Sage nach gibt es in den USA einen Indianerstamm, der sich auf einer Reise alle 100 Meilen an den Straßenrand setzt, um zu verweilen. Worauf wartet er? Darauf, dass die Seele nachkommt! Unsere Seele kommt aber häufig nicht nach – das Leben ist einfach zu schnell. Nicht nur bei historischen Ereignissen wie dem Mauerfall von 1989, sondern auch im ganz normalen Alltag. Wir werden mitgerissen von den Geschehnissen, Gefühlen und Gedanken, die unentwegt auf uns einprallen. Scheinbar treiben wir durch unser Leben wie ein Holzstamm im Fluss. Aber anders als der Holzstamm erliegen wir der Illusion, dass wir den Lauf des Flusses selbst beeinflussen könnten. Und so drücken wir hier, verbiegen uns dort und verzweifeln nicht selten an der Machtlosigkeit unseres eigenen Tuns. Und nicht nur unsere Seele leidet, auch an unserem Körper geht dieses Schauspiel nicht einfach so vorbei.

Stress ist ein lautloser Killer, sagt man. Wie ein Ertrinkender nicht laut um sich schlagend und um Hilfe rufend im See versinkt, sondern meistens still und unbemerkt untergeht, weil ihn die Kräfte verlassen, die er für den Auftrieb braucht und die er daher besser nicht für laute Rufe vergeudet, so gehen wir im Strudel des Alltags unter, ohne laut auf uns aufmerksam zu machen. Ja, häufig macht nicht einmal unsere eigene Seele uns selbst gegenüber auf sich aufmerksam. Sie ruft nicht: »Hilf mir, ich leide!« Wir hören Stress nicht. Wir spüren ihn nicht einmal – bis es schließlich irgendwann zu spät ist. Wenn uns das Wasser bis zum Hals steht, wenn es uns schon in die Kehle läuft, wenn wir unter die Oberfläche des Lebens sinken und schließlich den ununterdrückbaren Wunsch spüren, noch einmal tief Luft zu holen, dann bemerken wir ihn erst: den Stress und all seine Macht auf unseren Körper und unser Selbst.

Wie können wir aber mit Stress umgehen? Wie können wir vermeiden, dass er uns auffrisst? Reicht es, am Straßenrand zu warten? Und wenn wir es tun, kommt die Seele wirklich nach oder macht sie ihr eigenes Ding, weit weg von uns?

Damals im Kloster hatte ich zumindest diesen Eindruck. Ich saß sozusagen am Straßenrand der deutschen Wiedervereinigung und wartete, dass meine Seele zu mir aufschloss. Ich saß. Und wartete. Und das kann man durchaus wörtlich nehmen. Wir saßen nämlich im Kreis mit den Mönchen und taten – nichts. Meditation nannten sie das damals – in den Achtzigern noch nicht so bekannt, aber auch noch nicht so stigmatisiert und kommerzialisiert wie heutzutage. Wir saßen also in der Runde und meditierten, auch wenn wir Schüler nicht wirklich wussten, was das eigentlich ist: Meditieren.

Es sei ganz einfach, sagten die Mönche, man solle nur seinem Atem folgen, nichts denken und der Rest würde sich dann einstellen. Und vielleicht wären wir ja am Ende des Wochenendes erleuchtet. Dann verstummten die Mönche, schlossen ihre Augen und verschwanden in ihrer eigenen inneren Welt. Wir schauten uns an und kicherten leise, so absurd war die Situation. Aber schließlich wurde uns das Kichern schnell langweilig und verlor auch an Komik, da keiner der Mönche mitlachte. Ich schaute mich um: ein großer Raum von Tageslicht durchflutet, ein Holzfußboden mit einigen Sitzkissen. Drei Mönche in braunen Kutten mit geschlossenen Augen, acht weitere Schüler aus meinem Kurs mit Grinsen im Gesicht. Fred hatte bereits seine Augen geschlossen und schien zu meditieren – oder tat er nur so? Von außen war das nicht zu erkennen. Zumindest sah er glücklich aus. Nein, glücklich ist das falsche Wort, er sah … abwesend aus. Als würde ihn das hier alles nicht mehr betreffen. Das Kloster, die Mauer, die Mönche, die Schüler … alles war scheinbar weit weg von Fred.

Ich schloss die Augen. »Wollen wir doch mal sehen, wie das geht mit der Meditation«, dachte ich mir. »An nichts denken kann ja nicht so schwer sein.« In dem Moment, in dem meine Augen geschlossen waren, hörte aber mein Sehen nicht auf. Sofort tauchten Bilder vor meinem inneren Auge auf. Ich sah meine Eltern vor dem Fernseher am Freitagmorgen. Ich sah Bilder der Berliner Mauer und von Trabbis am Brandenburger Tor. Ich sah die Mönche mit geschlossenen Augen im Kloster sitzen. Ich sah Bilder von der Bahnfahrt zum Kloster. Ich sah aber auch Bilder, die noch gar nicht entstanden waren. So sah ich die fragenden Blicke meiner Klassenkameraden in der nächsten Woche. Ich sah, wie mir mein bester Kumpel ein Stück der Berliner Mauer zeigte, das er ergattert hatte, während ich hier im Kloster saß. »Was für eine verschenkte Zeit«, sagte mir meine innere Stimme. »Das wirst du dir nie verzeihen«, eine andere. »Nun meditiere doch endlich mal«, eine dritte. Meine Seele rannte mir davon. Ich konnte, so lange ich wollte, am Straßenrand sitzen bleiben, meine Seele folgte einfach nicht. Sie war auf Abwegen. Sie war nicht nur an einem anderen Ort, sie war sogar in einer anderen Zeit. Sie war gestern, sie war morgen, sie war alles – nur nicht heute.

Ich öffnete die Augen. Alle meine Philosophiekameraden hatten inzwischen ihre Augen geschlossen und schienen in tiefer Meditation versunken, scheinbar nur ich trudelte mit meinen Gedanken herum. »Das kann ja nicht wahr sein«, sagte ich mir und schloss erneut die Augen. »Jetzt streng dich an und folge deinem Atem!« Ich atmete. War das tief genug? »Vielleicht ein wenig zu schnell«, dachte ich. »Langsam ist besser. Langsam ist ruhiger und ruhiger ist wichtig.« Also langsam und tief. Das musste richtig sein.

Ich spürte, wie mein von mir kontrollierter Atem nicht mehr ausreichte, mich mit genügend Sauerstoff zu versorgen. Also doch etwas schneller. Mir wurde leicht schwindelig. Mit 50 Jahren hatte mein Vater einen Herzinfarkt und meine Uroma ist an einem Herzinfarkt verstorben. Waren das die Anzeichen? Quatsch, aber Bilder von meinem Vater und meiner Uroma gingen mir durch den Kopf. Seltsam, da ich meine Uroma nie kennengelernt hatte. Dennoch tauchte sie deutlich vor meinem inneren Auge auf. Eine andere Generation, eine andere Zeit, ein anderer Ort und dennoch störte sie mich bei meiner Entspannung.

Die erste Meditationserfahrung in meinem Leben war eine Katastrophe. Weder wurde ich erleuchtet, noch entspannte ich. Mit tat der Rücken weh, ich war gleichzeitig genervt und gelangweilt, ich ärgerte mich über mein eigenes Unvermögen. Ich ärgerte mich über die Mönche und meine Kurskameraden, die alles mit sich geschehen ließen – wie ich auch. Ich ärgerte mich sogar über meine Klassenkameraden auf der Berliner Mauer, die ein Stückchen Geschichte schrieben, während ich hier im Kloster mein Leben verpasste. Aber am allermeisten hasste ich Fred, der uns das alles angetan hatte!

Ich bin Fred so unendlich dankbar und ich wünschte, ich könnte ihm das heute sagen, aber nach dem Abitur haben wir uns irgendwie aus den Augen verloren. Ich war schließlich plötzlich so erwachsen und wollte die Verbindungen in die Kindheit und Jugend und meine damaligen Lehrer zurücklassen. Neue Freunde tauchten auf und neue Erfahrungen warteten auf mich. Aber dennoch denke ich noch heute an dieses Wochenende zurück, an diese kurze Zeit des einen Wochenendes, das sich tief in meine Seele eingebrannt hat und das meinen Lebensweg prägte wie kaum eine andere Zeit. Ich bin Fred so unendlich dankbar, denn dieser kleine Blick in eine Ebene des Bewusstseins, des Menschseins, die davor keine Rolle in meinem Leben spielte, reichte aus, um meinen bislang eingeschlagenen Weg kaum merkbar ein Stückchen zu verschieben.

Nach der Rückkehr aus dem Kloster war unsere kleine Truppe von Schulphilosophen irgendwie verändert. Uns einte eine Erfahrung, die sich schwer in Worte fassen ließ. Noch heute ernte ich Gelächter, wenn ich erzähle, dass ich den Mauerfall quasi verpasst habe, weil ich im Kloster war. Aber es fühlt sich richtig an. Und falls noch einmal in meinem Leben irgendeine Mauer fallen sollte, ich würde wieder ins Kloster gehen. Auch wenn ich damals weder meinem Atem folgen noch meine Gedanken zähmen konnte – der Indianer in mir wartete genau zur richtigen Zeit an genau der richtigen Stelle – und die Seele hatte es irgendwie auch ohne mein Zutun geschafft, für einen klitzekleinen Moment in meinen Körper zu huschen. Sie hatte es geschafft, das nicht Begreifbare des Mauerfalls für mich begreifbar zu machen, in den größeren Kontext meines eigenen Lebens einzusortieren und an einem Platz in meiner Biografie zu verankern, an den dieses Ereignis hingehörte.

Während viele meiner daheimgebliebenen Klassenkameraden noch über Monate hinweg sagten: »Ich kann es noch gar nicht fassen«, wusste ich überhaupt nicht, was sie eigentlich genau damit meinten. Ich verstand es aber nicht etwa deswegen nicht, weil ich gleichgültig gegenüber der Weltgeschichte geworden wäre, sondern aufgrund der neu gebildeten synaptischen Verschaltungen der Amygdala in den Temporallappen meines Gehirns (die sogenannte Mandelkernregion), die für mich die emotionale Bewertung des Erlebten übernahmen.

Anders als bei meinen Klassenkameraden entwickelten sich die Gehirne von uns Hobby-Philosophen an diesem Wochenende grundlegend anders. Es ist natürlich nur eine Vermutung, denn keiner hat bislang – glücklicherweise – unsere Gehirne seziert. Aber es ist anzunehmen, dass die unterschiedlichen Wahrnehmungen an diesem Wochenende die Struktur unserer Gehirne verändert hatten. Denn wie unsere Muskeln ist auch unser Gehirn plastisch und verändert sich ein Leben lang, nicht zuletzt aufgrund unserer Erfahrungen. Während die Schüler, die in Berlin geblieben waren, einen großen Teil des besagten Wochenendes mit ihrer Aufmerksamkeit im »Außen« zubrachten, kehrten wir uns mehr dem »Innen« zu.

Normalerweise schwingt unsere Aufmerksamkeit zwischen der äußeren Wahrnehmung und der inneren Repräsentation und Interpretation hin und her. Sie betreten ein Geschäft, sehen die Verkäuferin und denken: »Warum begrüßt sie mich nicht?« Sie treten näher, sehen, dass sie am Telefon ist, und denken: »Hoffentlich legt sie gleich auf.« Die Wahrnehmung schwingt zwischen dem Innen und dem Außen.

In belastenden Situationen, in denen wir schier funktionieren müssen, bleibt kaum Zeit für das Schwingen. Wir müssen reagieren und befinden uns im Notfallmodus der Außenwahrnehmung. So verpassen wir das Einsortieren und das Bewerten des gerade von uns Erlebten. Unser Gehirn kann in diesem Moment die Erfahrung nicht dem jeweiligen Ort und der jeweiligen Zeit zuordnen – eine schwierige Situation für unser biografisches Gedächtnis. Flashbacks und »Ich kann es noch gar nicht fassen« sind eine Folge.

In der heutigen Zeit sind aber Phasen der Kontemplation selten geworden. Wir geben uns immer weniger die Gelegenheit, das von uns Erlebte einzusortieren. Wir setzen uns nur selten hin, um einfach nur zu denken. Ich kenne das gut aus meinem heutigen Alltag. In Momenten, in denen ich früher einfach meinen Gedanken freien Lauf ließ, wie zum Beispiel beim Warten auf den Bus, zücke ich nun mein Smartphone und checke meine Nachrichten oder surfe im Internet. Was wäre aber so schlimm daran, die Gedanken einfach kreisen zu lassen? Warum beschäftigen wir unsere umherirrende Seele mit Ablenkungen? Warum fällt es uns immer schwerer, scheinbar planlos kreisende Gedanken zu ertragen?

Es gibt eine ganz einfache Antwort auf diese Fragen: Weil uns unsere Gedanken unglücklich machen. Sie glauben mir nicht? Dann lassen Sie uns gemeinsam einen Blick in unser Gehirn werfen.

12 Warum wir uns die Hälfte unseres Lebens nicht in unserem Körper befinden

Im ersten Teil des Buches haben wir uns vor allem um unseren Körper gekümmert. Aber Gesundheit bedeutet mehr. Wir müssen uns auch um unsere Seele kümmern. Ich bin jedoch dagegen, den Körper von der Seele zu trennen. Beides ist zu eng miteinander verwoben. In meiner täglichen Praxis als Hausarzt sehe ich ständig die Verbundenheit von Körper und Geist. Und jeder Einzelne von uns kennt das sicherlich aus seinem eigenen Leben. Wenn wir zum Beispiel Schmerzen haben, spüren wir das nicht nur körperlich, sondern auch seelisch. Irgendwann spüren wir, dass neben dem empfundenen Schmerz auch eine Beeinträchtigung unserer Stimmung auftritt. Aus einem Schmerz kann sich relativ schnell auch eine handfeste Depression entwickeln, sodass der Schmerz lähmend wirkt und unseren Alltag massiv beeinflusst.

Aber auch die andere Richtung ist möglich. So kann sich eine Depression körperlich zeigen – zum Beispiel in Form von Schmerzen. Der Arzt findet dann in Röntgen- und MRT-Bildern keine recht passende Ursache der Beschwerden. Aber dennoch bildet sich der Patient die Schmerzen keinesfalls ein. Schmerzen sind real, auch wenn sie eine psychosomatische Ursache haben und ein Arzt sie nicht messen kann.

Körper und Geist bilden eine unzertrennliche Einheit. Daher müssen auch wir Faule uns um die Seele kümmern, um die Gesamtheit von uns gesund zu halten. Im zweiten Teil werden wir genau das machen. Und das Gute daran: Nicht nur unsere Seele wird gesünder, sondern auch unser Körper – mit vielfältigen Anpassungsvorgängen.

»Ein wandernder Geist ist ein unglücklicher Geist.« So lautet der Titel einer revolutionären Studie, die 2010 in der renommierten Wissenschaftszeitung *Science* veröffentlicht wurde.[10] Die Wissenschaftler Matthew A. Killingsworth und Daniel T. Gilbert von der Harvard-Universität in Cambridge hatten ein unglaubliches Experiment durchgeführt: Mithilfe einer von ihnen entwickelten App für das iPhone hatten sie nahezu eine Viertelmillion Datensätze sammeln können, mit denen sich die Gedanken und die damit zusammenhängenden Emotionen von ungefähr 5000 Probanden analysieren ließen. Und zwar nicht innerhalb eines Labors, sondern während des normalen Alltags der Versuchspersonen. Mithilfe dieser Daten konnten Killingsworth und Gilbert beweisen: Wenn wir unser Gehirn sich selbst überlassen und es dann anfängt, einfach so herumzudenken, werden wir unglücklicher.

Die Hälfte unserer Zeit sind wir eigentlich gar nicht lebendig

Und das ist eine schlechte Nachricht, denn die Forschungsergebnisse zeigten auch, dass wir im Durchschnitt fast 47 % unseres Tages damit verbringen, unseren Gedanken freien Lauf zu lassen. Fast die Hälfte des wachen Tages befanden sich die Seelen der Probanden nicht in ihren Körpern, sondern flogen in der Welt herum. In der Vergangenheit, in der Zukunft, irgendwo an einem anderen Platz, nur nicht dort, wo und wann die Probanden gerade waren. Und das nicht nur, wenn die Versuchsteilnehmer auf der Couch herumsaßen, sondern bei nahezu jeder täglichen Aktivität – außer beim Sex.

Nun können wir nicht den ganzen Tag Sex haben, um unsere Gedanken einzufangen. Aber es wäre für unsere Zufriedenheit nicht die schlechteste Lösung, denn wandernde Gedanken waren eindeutig mit unglücklichen Gefühlen verbunden, und zwar unabhängig davon, ob sich die Gedanken um schöne oder um schlechte Dinge drehten – frei fliegende Gedanken führten zum Unglücklichsein.

WAS WIR FAULE UNS MERKEN SOLLTEN

Ziellos herumwandernde Gedanken machen uns unglücklich!

Nun mögen Sie sagen, wenn ich über unschöne Dinge nachdenke, die ich erlebt habe, ist klar, dass ich unglücklich bin. Aber die Forscher konnten eindeutig zeigen, dass die Gedanken nichts mit den Taten der Probanden zu tun haben mussten. Es waren die Gedanken – und die Gedanken allein –, die für das Unglücklichsein verantwortlich waren.

Unsere Fähigkeit, die Vergangenheit Revue passieren zu lassen und die Zukunft zu antizipieren, uns selbst zu hinterfragen und den Kontext unseres Lebens in einem größeren Rahmen zu betrachten, hat uns evolutionär sicherlich viele Vorteile verschafft. Aber wir zahlen auch einen hohen emotionalen Preis dafür. Wann immer wir unser Gehirn nicht zielgerichtet nutzen, geht es nämlich in eine Art Ruhezustand, einen Zustand, der allerdings alles andere als ruhig ist. In Ruhe verbraucht unser Gehirn nur 5 % weniger Energie als bei Anstrengung, denn Ruhe ist relativ und ebenfalls anstrengend.

Wenn wir denken, wir seien ruhig, sind wir das in der Regel gar nicht

Anders als zielgerichtete Tätigkeiten, die teilweise einzelnen Gehirnstrukturen zuzuordnen sind, benutzt unser Gehirn für die Ruheaktivität ein weit verzweigtes Netzwerk von Strukturen, die über verschiedene Hirnareale verteilt sind. Daher hatten die Forscher diese Vernetzungen auch lange Zeit übersehen. Inzwischen weiß man aber, dass unser Gehirn verschiedene Regionen für die Ruheaktivität benutzt, Regionen, die sonst andere Aufgaben erfüllen. Wie ein Orchester synchronisieren sich plötzlich Hirnareale untereinander und bilden so das sogenannte *Default Mode Network*, abgekürzt DMN, also das »Netzwerk des Grundzustands«.

Hier im DMN fliegen unsere Gedanken, hier ergrübeln wir, wer wir eigentlich sind, hier denken wir über andere und über uns selbst nach, hier holen uns die Geister unserer Vergangenheit ein und hier fürchten wir uns vor der Zukunft. Aber natürlich ist das DMN an sich nicht schlecht. Hier im DMN sind wir auch kreativ und hier werden wir zum Menschen. Aber hier sind wir eben nicht im Hier und Jetzt, sondern irgendwo anders. Und hier im DMN sind wir leider die meiste Zeit unglücklich.

Das Smartphone als Glücklichmacher?

Eine Strategie, aus dem DMN zu entkommen, sind Ablenkungen. Wann immer unser Gehirn freigelassen wird und zu grübeln beginnt, könnten wir es mit Aufgaben überschütten, um die aufkommenden Gedanken zu unterdrücken. Nichts anderes mache ich, wenn ich beim

Das DMN ist über weite Bereiche des Gehirns verteilt.[11]

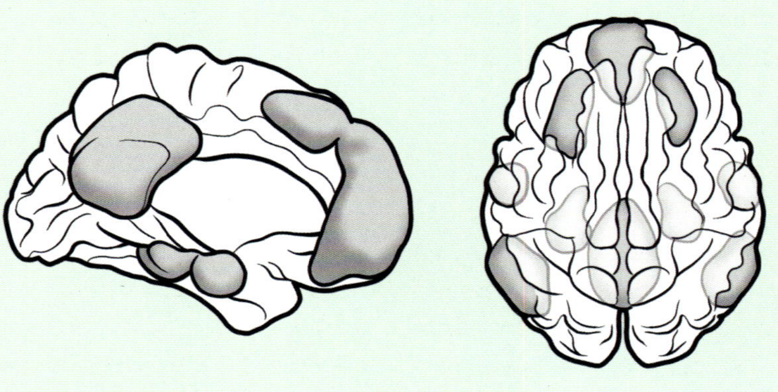

Warten auf den Bus mein Smartphone heraushole und im Internet surfe. Ich blockiere die mich unglücklich machenden Gedanken, mein Default Mode Network, um mich besser zu fühlen.

Das Problem dabei ist nur, dass mein Smartphone mich auch nicht dorthin bringt, wo ich eigentlich sein sollte – in meinem Leben. Daher macht mich mein Smartphone nicht glücklich, es lenkt mich nur vom Unglücklichsein der DMN-Gefühle ab, indem es meinen Gedanken eine Richtung gibt. Es unterdrückt dabei aber gleichzeitig meine Kreativität und es verhindert die Einordnung von Erlebtem. Die Bushaltestellen-Nutzung sozialer Netzwerke mithilfe des Smartphones blockiert so ironischerweise sogar den Aufbau sozialer Verbindungen in unserem Gehirn, da wir die Verbindung zu unserer Selbstrepräsentation und den sozialen Strukturen unseres realen Lebens verlieren.

Sollten wir daher unserem DMN freien Lauf lassen, wann immer unserem Gehirn danach ist? Sollten wir das Unglücklichsein einfach als einen Teil unseres Lebens akzeptieren, das Smartphone wegschmeißen und traurig, besorgt und zerrissen auf den Bus warten? So einfach ist das nicht, denn die freien Gedanken führen eben nicht nur zu unglücklichen Gefühlen, sondern auch zu einer Belastung unseres Körpers im Sinne einer Stressreaktion. Und wie wir wissen, ist Stress nicht nur ungesund, sondern sogar lebensgefährlich. Interessanterweise bereiten uns nicht etwa unser Leben und unsere Erfahrungen Stress, sondern die Repräsentationen davon in unserem Kopf.

Mark Twain bemerkte treffend: *»I am an old man and have known a great many troubles, but most of them never happened«*, also in etwa: »Ich habe schon viele Katastrophen erlebt, aber die meisten davon haben niemals stattgefunden.« Die größte Katastrophe unseres Lebens findet in unseren Gedanken statt, während unser Gehirn in den Default-Modus geht und uns zum Menschen macht. Die größte Katastrophe des Lebens, während 47 % unseres wachen Tages.

Das Default Mode Network: eigentlich eine gute Sache

Es gibt Regionen und Organe in unserem Körper, auf die wir gut und gerne verzichten könnten. Unser Blinddarm gehört dazu, in vielen Jahren vielleicht auch mal unsere kleine Zehe. Aber auf unser Default Mode Network möchte ich nicht verzichten. Denn auch wenn uns eine übermäßige DMN-Aktivität unglücklich machen kann, erfüllt das Netzwerk auch viele positive Funktionen. Das Tagträumen, das von der Umgebung unabhängige Nachdenken, scheint wichtig für uns Menschen zu sein. Hier werden Verhaltensweisen bereits im »Ruhezustand« des Gehirns geplant, und unser Ich kann sich mit der sozialen Umwelt auseinandersetzen. Im DMN wird unser Bezug zur Welt, in der wir leben, mitbestimmt. Wir dürfen nur nicht im Default Mode Network versinken – denn das würde uns unglücklich machen.

13 Warum wir unser Gehirn genauso wie einen Muskel trainieren sollten

Wenn der Default-Modus unseres Gehirns für so viel Stress und Unglücklichsein verantwortlich ist, wenn Grübeln uns zermürbt und unsere Gedanken für die gesamte Katastrophe unseres Lebens verantwortlich sind, warum würde ich dann beim nächsten Mauerfall wieder in ein Kloster gehen wollen? Warum war für uns Schulphilosophen der Aufenthalt im Kloster heilsam, das Herumdenken an der Bushaltestelle allerdings nicht? Was war unser Vorteil gegenüber den zu Hause gebliebenen Schülern? Brauchten wir ein Kloster, um unsere Gehirne zu bändigen, benötigten wir vielleicht sogar die Spiritualität einer Klosterrunde, um unser Default Mode Network zu dämpfen?

Meditation als Bändiger unseres DMN?

Der Unterschied – in diesem Kloster, an diesem Wochenende im Jahre 1989 – war in der Tat, dass wir nicht »dachten«, sondern »meditierten«. Wir ließen unserem Gehirn gerade nicht freien Lauf, sondern wir bändigten es. Buddhisten benutzen gerne das Bild eines kleinen Äffchens, das herumtollt, um unseren Geist zu beschreiben, und meinen damit genau den Zustand des DMN. Unser »Affengehirn« rennt überall hin und lässt sich schwer wieder einfangen – eine der Hauptaufgaben während einer Meditation.

Meditation? Das ist doch esoterischer Zauber, oder etwa nicht?

Ich habe lange darüber nachgedacht, ob das Wort »Meditation« überhaupt dafür geeignet ist, in diesem Buch verwendet zu werden. Viele meiner Patienten schrecken zurück, wenn ich von Meditation spreche. Schnell kommen Gedanken von buddhistischen Mönchen in bunten Gewändern auf, die Räucherstäbchen verbrennen und sich aus dem weltlichen Leben verabschiedet haben. Aber Achtung: Auch bei diesen Gedanken ist Ihr Gehirn wieder im DMN gefangen und Sie erleben Ihre persönlichen Vorurteile und Katastrophen, die nicht unbedingt etwas mit der Realität zu tun haben müssen. Vielleicht fühlen Sie sich zu Spiritualität hingezogen, vielleicht auch nicht. Aber vergessen Sie nicht: Sie erleben nur Ihre persönliche Repräsentation des Wortes »Meditation« und nicht die wahre Bedeutung, sofern es diese überhaupt gibt.

WAS WIR FAULE UNS MERKEN SOLLTEN

***»Die Landkarte ist nicht das Gebiet.«* – Alfred Korzybski, Philosoph, 1879–1950**

Unsere Wahrnehmung und auch unsere Gedanken entsprechen nicht unbedingt der Realität. Unsere Sinne funktionieren wie Filter, sodass die Welt, wie wir sie wahrnehmen, nur eine Näherung der realen Welt sein kann. So wie keine Landkarte für sich beanspruchen kann, die einzig richtige oder maßgebliche zu sein, so kann unsere eigene Wahrnehmung nicht beanspruchen, die Wirklichkeit exakt zu erfassen.

Ich weiß nicht, ob das für Sie eine gute oder eine schlechte Nachricht ist, aber wir können die Wirkungen der Meditation auf gänzlich säkulare Art und Weise erklären und erlernen. Wir müssen keine Spiritualität bemühen, um die heilsamen Kräfte der Meditation für uns nutzbar zu machen. Im Gegenteil, Sie können frei für sich wählen, ob Sie Meditation weltlich oder spirituell betrachten möchten. Der Meditation ist es egal, wie Sie sie wahrnehmen – sie wirkt auf jeden Fall. Entweder über den Geist oder über das Gehirn. Entweder über die Seele oder über die Regulation des Default Mode Network. Sie können sich jahrtausendealte buddhistische Techniken zunutze machen, ohne selber Buddhist werden zu müssen. Sie können natürlich auch Buddhist werden – Sie haben die freie Wahl.

Wir können unsere Muskeln aufbauen, warum nicht auch unser Gehirn?

Wie beim Training für den Körper – im ersten Teil des Buches –, das auf unser Herz-Kreislauf-System und die Muskulatur abzielt, können wir auch im zweiten Teil von *Gesundheit für Faule* die Übungen in Freestyle und in Booster einteilen. Sie wirken direkt auf unser Gehirn, welches wiederum mit dem Körper gekoppelt ist und hier Wirkungen zeigt. Sie werden mit den Übungen Ihr Gehirn umbauen – nicht in einem übertragenen Sinne, sondern tatsächlich strukturell. Das ist im Gegensatz zu den Muskeln natürlich von außen nicht so einfach zu erkennen, Sie werden es aber selbst deutlich spüren. Und während Sie für das Muskelwachstum Wochen und Monate brauchen, werden Sie bei Ihrem Gehirn deutlich schneller die positiven Auswirkungen bemerken.

Unser Gehirn ist plastisch – wahrscheinlich eine der revolutionärsten Erkenntnisse der Neurowissenschaften in den letzten Jahrzehnten. Wir können bis ins hohe Alter hinein unser Gehirn in seiner Struktur und Funktion verändern. Nur leider machen wir das meistens unbewusst und unser Gehirn verändert sich in Richtungen, die uns nicht guttun. Wie schnell haben wir uns an die dauerhafte Nutzung unseres Smartphones gewöhnt? Es ist quasi ein Teil unseres Körpers geworden und wir fühlen uns nicht selten amputiert, wenn wir das Gerät einmal vergessen haben. Es fühlt sich teilweise so an, als hätten wir einen Arm zu Hause gelassen – nur würden wir den Arm nicht so stark vermissen. Dieses kalte Stück Technik ist integraler Teil unseres Lebens und unserer Wahrnehmung geworden, ob wir es wollen oder nicht. Das Gehirn hat seine Aufmerksamkeit plastisch auf Bereiche außerhalb des eigenen Körpers erweitert.

FÜR FAULE, DIE ES GENAU WISSEN WOLLEN

Ihr Körper hört nicht an Ihrer Haut auf

Die Erweiterung der Aufmerksamkeit, die innerhalb von Sekunden stattfinden kann, kennen Sie aus Ihrem Alltag. Wenn Sie z. B. mit einem Schraubenzieher eine Schraube in die Wand drehen, können Sie die Schraube durch das Werkzeug hindurch quasi fühlen. Der Schraubenzieher wird in diesem Moment fast zu einem Teil Ihres Körpers. Ihre Aufmerksamkeit endet erst an der Spitze des Instruments.

Sobald die Schraube allerdings in der Wand ist, zieht sich die Aufmerksamkeit zurück und der Schraubenzieher wird wieder zu einem Werkzeug ohne Bezug zu Ihrem Körper. Aber Achtung: Das ist der Moment, wo Sie sich schnell mal mit der Spitze pieken oder anderen ins Auge stechen. Das Werkzeug ist für Ihr Gehirn nutzlos geworden und wurde dadurch desintegriert – es ist kein Teil mehr von Ihnen. Diese Integrations- und Desintegrationsleistung findet innerhalb von Sekunden statt, so dynamisch ist unser Gehirn.

Nutzen Sie die Meditation als Werkzeug, lassen Sie sie zum integralen Teil von Ihnen werden. Ihr Gehirn wird sich nicht nur funktionell umwandeln, sondern auch seine Struktur anpassen. Studien haben zeigen können, das unter anderem das Default Mode Network, unser Affengehirn, durch Meditation beeinflusst wird. Mit dem Üben ändern sich Gehirnstrukturen, und unsere Gedanken rasen uns auch im wahren Leben nicht mehr davon, da sich die neuronalen Bahnen geändert haben. Und die umgebauten Gehirnstrukturen sind beständig, sie existieren auch noch, während wir gerade nicht meditieren. Die volle Katastrophe unseres Lebens kann so nicht mehr von uns Besitz ergreifen und uns ins Unglücklichsein ziehen. Der fantasierte Stress – der biologisch einhundertprozentig dem realen Stress entspricht – verliert seine schädigende Wirkung auf unseren Körper und das wiederum führt zu größerer Gesundheit.

Jetzt müssen wir nur noch eine Methode finden, wie auch wir Faule von alldem profitieren können. Ohne Klosteraufenthalt. Also los geht's.

14 Warum unser Arm nicht schwer wird, nur weil wir uns das einreden wollen

Fangen wir ganz weltlich und alltagstauglich an, uns um Methoden der Entspannung zu kümmern – obwohl ich die Bezeichnung »Entspannung« eigentlich nicht sinnvoll finde. Denn in der Regel geht es nicht darum, dass wir gechillt und relaxt in der Ecke herumhängen, sondern eher um eine der Situation »angepassten Spannung«, einer »Eu-Spannung« – mit der griechischen Silbe »eu«, die so viel bedeutet wie »gut« oder »normal«. Wir sollten uns also nicht »entspannen«, sondern uns »richtigspannen«. Unser Alltag ist heutzutage allerdings von überlastenden Situationen geprägt, in denen eine »Überspannung« vorliegt, sodass die Spannungsregulierung dann doch wieder einer »Entspannung« entspricht.

Seien Sie doch mal spontan

Wie aber können wir uns schnell auf das richtige Spannmaß bringen? »Entspann dich mal« ist ein gut gemeinter Ratschlag, aber wenig zielführend. Genau so wenig wie wir auf Wunsch einen spontanen Witz machen können, gelingt es uns auf Befehl hin zu entspannen. Denn die »Spannung« in unserem Körper existiert auf verschiedenen Ebenen in unterschiedlichen Systemen und ist unserer bewussten Kontrolle nicht auf all diesen Ebenen zugänglich. Natürlich können wir einmal tief durchatmen und die Schulten fallen lassen – und das wird uns in der Tat auch kurzfristig entspannen. Aber unser Gehirn wird sich durch die hängenden Schultern nicht umbauen, die Stresshormone werden nicht stark abnehmen. Und so stehen wir in kürzester Zeit wieder mit der falschen Spannung im Leben, als hätten wir von dem tiefen Atemzug und den fallenden Schultern nichts gelernt. Und warum? Weil wir wirklich nichts gelernt, sondern nur kurzfristig reagiert haben.

WAS WIR FAULE UNS MERKEN SOLLTEN

Nehmen Sie den gut gemeinten Ratschlag von Freunden, dass Sie sich entspannen sollen, einfach als das wahr, was er ist: ein gut gemeinter Ratschlag – und kein Auftrag, den Sie befolgen müssen.

Es müssen also andere Strategien her. Und bei der »Eu-Spannung« ist es fast wie bei dem Training und der richtigen körperlichen Aktivität, um die wir uns im ersten Teil des Buches gekümmert haben: Wir müssen sie üben! Und das am besten zu einem Zeitpunkt, an dem es uns gut geht und wir noch nicht in der Abwärtsspirale der Überforderung gelandet sind.

»Mein rechter Arm ist ganz schwer, angenehm schwer.«
Nein, ist er nicht! Beim Autogenen Training konzentriert man sich auf die verschiedenen Körperteile wie die Arme und die Beine, aber auch die Stirn oder den Bauch, und versucht zum Beispiel über die Vorstellung einer Schwere eine Muskelentspannung hervorzurufen. Diese Entspannung der Muskulatur kann dann unser vegetatives Nervensystem beeinflussen und Stressbeschwerden mindern. Es soll ein angenehmer Ruhezustand eintreten, bei dem man allerdings nicht einschläft, sondern geistig wach und bewusst bleibt.
Viele meiner Patienten kommen zum Autogenen Training, nachdem sie in eine belastende Stresssituation geraten sind. Im Rahmen einer Psychotherapie oder einer Kur erlernen sie dann diese Methode – und sitzen nicht selten verzweifelt in meiner Sprechstunde. Dieser verflixte Arm will einfach nicht schwer werden, egal wie häufig sie es auch versuchen. Weder entsteht eine kühle Stirn, noch tritt die gewünschte Entspannung ein.
Und genau das ist das Problem mit dem Autogenen Training: Es ist ein Training! Man muss es üben! Und zwar am besten, bevor die Überspannung eingesetzt hat. Denn wenn wir uns erst in einer uns überfordernden Situation befinden, ist es alles andere als leicht, uns durch eine Suggestion zu entspannen. Kurz: Wir glauben es uns einfach selber nicht. Wir haben nicht mehr das Vertrauen in uns.
Die Schwere, die wir uns vormachen wollen – und die dann auch wirklich einsetzen würde –, nehmen wir uns nicht mehr ab. Auf die Suggestion (»Der Arm ist schwer!«) folgt die Kontrolle (»Ist er schon schwer?«) und die Ernüchterung (»Nein, ist er nicht!«). Die nächste Suggestion hat es dann noch schwerer (»Das hat doch eben schon nicht geklappt«), und so ist das gesamte Autogene Training zum Scheitern verurteilt. Im Gegenteil: Es verspannt uns eher, als dass es uns entspannen würde, denn nun kommen noch Selbstzweifel und Ärger zu der ohnehin belastenden Grundsituation hinzu.
Ich möchte nicht behaupten, dass das Autogene Training nicht wirken würde oder gar sinnlos wäre. Aber es ist ein Training und keine akute Intervention. Wir müssen es bestenfalls über Jahre hinweg üben, auch und gerade in den Zeiten, in denen es uns gut geht. Dann glauben wir vielleicht unseren eigenen Suggestionen, denn wir haben uns beim Üben nicht enttäuscht. Und dann funktioniert Autogenes Training auch in belastenden Lebenssituationen.
Anders ist das übrigens bei Fremdsuggestionen wie bei der Hypnose. Hier müssen wir nämlich nicht uns selbst vertrauen, sondern nur dem Therapeuten, der die Suggestionen gibt, die wir meistens nicht hinterfragen. Und das scheint für uns einfacher zu sein. Irgendwie schade!

Entspannung ist Übungssache

Wir müssen den richtigen Umgang mit unserer körperlichen und seelischen Spannung also erlernen und üben, so wie wir auch unser Zirkeltraining üben. Im Zirkeltraining haben wir trainiert, damit unsere Muskeln gekräftigt werden und uns später einmal die Einkaufstaschen nach Hause tragen. Wenn wir die Entspannung genauso formal trainieren, dann wird unsere Seele auch in stressigen Alltagssituation »eu-gespannt« bleiben und gelernt haben, adäquat zu reagieren.

Und wie auch schon im ersten Teil des Buches sollten wir zwischen Freestyle und Booster unterscheiden – dazu aber später mehr. Zunächst möchte ich Ihnen einige Übungen vorstellen, die zur richtigen Spannungsregulierung beitragen können.

Die erste Methode funktioniert über Ihren Körper, ist sehr leicht zu erlernen und ziemlich effektiv. Die zweite Methode funktioniert über Ihren Geist. Sie werden sie niemals vollständig beherrschen, weil das noch keinem Menschen bislang gelungen ist. Sie ist eher wie eine lebenslange Reise, deren Weg das Ziel ist. Sie ist nicht nur effektiv, sie ist revolutionär. Sie wirkt nicht nur auf den Körper und die Psyche, sie wird aber, das verspreche ich Ihnen, Ihr Leben grundlegend verändern – wenn Sie das wollen.

Als Fauler haben Sie auch hier die Wahl: Wollen Sie nur den schnellen Weg der ersten Methode gehen, so ist das in Ordnung. Sie tun Ihrem Körper viel Gutes und werden Ihren Vorteil davon haben. Oder aber Sie gehen einen Schritt weiter und führen beide Methoden in Ihr Leben ein. Auch hier ist der Aufwand gering, der Nutzen aber nahezu unendlich.

15 Warum uns Anspannung dabei hilft zu entspannen

Der Umweg ist das Ziel: Über Anspannung in die Entspannung kommen

Lassen Sie uns zunächst einen Blick auf die erste Methode werfen, die sich sehr leicht erlernen und in unseren Alltag einfügen lässt. Ich weiß nicht, ob Sie schon einmal wegen Stresssymptomen oder Schlafstörungen beim Arzt waren und Ihnen dort eine Entspannungsmethode empfohlen wurde. Falls das so sein sollte, stehen die Chancen gut, dass es sich bei der Methode um die Progressive Muskelrelaxation nach Jacobson (PMR) gehandelt hat.

Für mich ist diese Methode eine »klassischen Form« der Entspannungsübung. Sie hat nichts mit Meditation zu tun und hat sicherlich auch nicht die gleiche Wirkung auf unser Default Mode Network, ist aber ein guter Beginn. Sie ist ideal für uns Faule, da sie leicht zu erlernen ist, einfach zu verstehen und ohne große philosophische Gedanken auskommt. Auf der anderen Seite ist sie auch etwas langweilig – aber man kann nicht alles haben im Leben. Und wenn Sie mehr wollen, bleibt immer noch die zweite Methode, auf die wir danach eingehen werden.

FÜR FAULE, DIE ES GENAU WISSEN WOLLEN

Erst heftig, dann ruhig

Bei der PMR nutzt man die Erkenntnis, dass es leichter ist, über eine Anspannung in die Entspannung zu kommen, als von einer Ruhelage heraus zu entspannen. Sie kennen das sicherlich aus Ihrem Alltag: Wenn Sie den ganzen Tag aktiv waren, fallen Sie abends erschossen ins Bett. Wenn Sie allerdings den Tag nur faul auf der Couch herumgelegen haben (was nach Lektüre dieses Buches ja sicherlich nie wieder vorkommen wird), fällt es Ihnen am Abend oft schwer, in den Schlaf zu kommen.

Über den Körper die Psyche beeinflussen

Bei der Progressiven Muskelrelaxation entsteht eine Entspannung dadurch, dass man verschiedene Muskelgruppen im Wechsel maximal anspannt und diese Spannung dann in langsamen Schritten wieder loslässt. Meistens gelingt es dadurch, den Muskel tief zu entspannen. Und zwar tiefer als in das zu Beginn der Übung bestandene Ruheniveau. Und ein entspannter Muskel führt letztendlich zu einem entspannten vegetativen Nervensystem – und als Gesundheits-Fauler ist es genau das, was wir wollen.

Die PMR-Übungen sind sehr leicht zu erlernen, und Studien konnten zeigen, dass die Progressive Muskelrelaxation tatsächlich die Symptome von Angst- und Spannungszuständen lindern kann. Viele Volkshochschulen und Krankenkassen bieten daher Kurse an, in denen sich die PMR erlernen lässt. Aber noch schneller und einfacher lernen Sie die PMR natürlich hier auf den nächsten Seiten.

Interessant bei der PMR ist, dass sich hierdurch sehr einfach eine psychologische Entspannung erreichen lässt. Man muss sich nichts vorstellen, nichts visualisieren – die Konzentration fokussiert sich einzig und allein auf körperliche Abläufe. Ein Ansatz, der gerade uns häufig sachlich und mechanistisch denkenden Menschen der westlichen Welt entgegenkommt. Keine Philosophie, rein physiologisch messbare Vorgänge.

Aber es bleibt nicht nur bei der Entspannung der Seele – der Körper reagiert ebenfalls auf den nachlassenden Druck des vegetativen Nervensystems. So konnten Wissenschaftler zeigen, dass Puls und Blutdruck gesenkt, Asthmabeschwerden verbessert und sogar chronische Schmerzen gelindert werden können.

Spannen Sie sich an, um zu entspannen!

Die PMR besteht grob gesagt aus einem zweistufigen Prozess: Zunächst spannen Sie einzelne Muskelgruppen bewusst und stark an, z. B. die Schultern oder den rechten Arm. Dann lösen Sie die Spannung wieder und spüren, wie sich die Muskeln anfühlen, wenn Sie sie bewusst entspannen.

WAS WIR FAULE UNS MERKEN SOLLTEN

Per aspera ad astra – durch das Raue zu den Sternen!

In zwei einfachen Schritten kommen Sie zur Entspannung: Spannen Sie sich an – und dann lassen Sie los!

Sie können die PMR in jeder Position durchführen, eine liegende Position ist aber gerade am Anfang die angenehmste für Sie.

Die Durchführung der PMR für Faule

1. Legen Sie sich so hin, dass Sie bequem liegen – schließlich wollen Sie sich etwas Gutes tun, warum sollten Sie also unbequem herumlungern.
2. Konzentrieren Sie sich nun auf Ihre rechte Hand und ballen Sie diese zu einer Faust. Vielleicht stellen Sie sich vor, dass Sie jemandem eine reinhauen wollen. Das mag helfen. Wenn Sie allerdings ein friedliebender Mensch sind, dann stellen Sie sich einfach vor, dass Sie eine Faust ballen – letztendlich ist es genau das, was Sie gerade tun.
3. Die maximale Anspannung der Faust merken Sie sich als 100 %. Halten Sie einen Moment die Spannung. Vergessen Sie dabei nicht das Atmen. Es nützt Ihnen die beste Entspannung nichts, wenn Sie ohnmächtig werden.
4. Lassen Sie nun die Anspannung der Faust langsam los. Aber nicht alles auf einmal, sondern gefühlt in Zehn-Prozent-Schritten. Zählen Sie in Ihrem Geist also langsam von 100 in Zehnerschritten runter und lassen Sie jeweils ein wenig Spannung aus der Faust. Aber Achtung: Erst bei 0 % sollen Sie eine ganz entspannte Faust haben. Lassen Sie sich also Zeit.
5. Wenn Sie mit der rechten Faust fertig sind, atmen Sie einmal tief durch und erinnern sich daran, dass Sie ja auch noch eine linke Hand haben. Und dann beginnen Sie mit dem Spiel von vorn.

So können Sie Schritt für Schritt durch die unterschiedlichsten Muskelgruppen Ihres Körpers gehen, je nachdem, wie viel Zeit Sie gerne mit der PMR verbringen möchten. Genießen Sie aber beides: die Muskelanspannung und die Entspannung. Denn beides gehört zum Leben dazu und beides hat Auswirkungen auf Ihre Gesundheit und Ihr Wohlbefinden.

Besonders liebe ich übrigens die Anspannung der Gesichtsmuskeln. Man sieht so herrlich dämlich dabei aus, dass allein aufgrund der Grimassen viele Probleme, die man mit sich herumschleppt, bedeutungslos werden.

Freestyle und Booster – Sie haben wieder einmal die Wahl

Ich würde auf jeden Fall dazu raten, die PMR regelmäßig formal zu üben. Auch mehrere Muskelgruppen nehmen nur wenige Minuten unserer Zeit in Anspruch und der Erfolg wird sich schnell einstellen. Aber es ist wie beim Sport: Irgendwann im Alltag vergessen wir die Übung einfach. Erstellen Sie daher am besten eine Tagesroutine, in der eine kurze PMR-Sitzung vorkommt: in der Mittagspause nach dem Essen, vor dem Einschlafen oder im Bus auf dem Weg zur Arbeit (dort aber am besten nicht die Gesichtsmuskeln verwenden, sonst wird man Sie wegen Belästigung der anderen Fahrgäste auf die Straße setzen).

Neben diesen Booster-Übungen der PMR können und sollten Sie auch jederzeit freestylen. Und das ist wirklich eine super Methode, um schnell mit akutem Stress umzugehen. Wenn Sie sich beispielsweise über jemanden oder eine Situation ärgern, dann suchen Sie sich eine unauffällige Muskelgruppe, wie zum Beispiel die Zehenbeuger, und spannen Sie sie zu 100 % an. Halten Sie die Spannung kurz – und los geht's in Zehnerschritten abwärts. Die Entspannung wird sofort einsetzen. Das löst vielleicht nicht das gerade bestehende Problem in Ihrem Leben auf einer sachlichen Ebene, aber es schützt zumindest Ihren Körper vor übermäßigen Stresshormonen – und das ist ja schon mal viel wert. Und vielleicht ist Ihre Reaktion auf die vorliegende Situation sogar etwas adäquater, wenn Sie selber entspannter sind, oder halt: eu-spannter!

16 Wie Staubsaugen gut für unsere Gesundheit sein kann

Nun kommen wir aber zu der Meisterklasse der Spannungsregulierung, zu der Methode, die Ihr Leben verändern wird – zumindest hat sie mein Leben verändert. Und diese Methode heißt: »Achtsamkeit«.

Achtsamkeit ist in den letzten Jahren »hip« geworden, ein wahrer Trend, nicht nur in der breiten Bevölkerung, sondern auch unter Wissenschaftlern. Wenn man das englische Wort für Achtsamkeit – »Mindfulness« – in der medizinischen Suchdatenbank PubMed eingibt, so findet man im Sommer 2020 fast 18 000 Artikel zu diesem Thema. Aber erst in den späten 70er-Jahren stiegen die Publikationszahlen rapide an, auf 2415 Artikel zu diesem Thema allein im Jahre 2019.

Suchergebnisse »Mindfulness« in der medizinischen Datenbank PubMed[12]

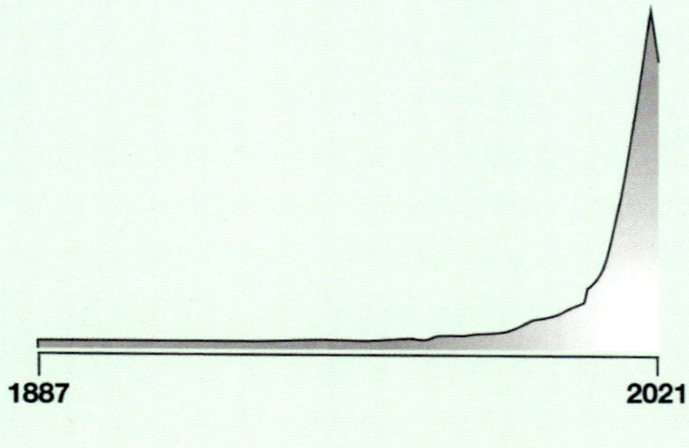

Auch wenn ich meistens versuche, mich von Trends fernzuhalten, weil sie häufig nichts anderes sind als vorübergehende Trends, so bin ich bei der Achtsamkeit fest davon überzeugt, dass sie ihren eigenen Trend überdauern wird.

»Seien Sie achtsam!« Das klingt wie ein Befehl

Das größte Problem, das Achtsamkeit meines Erachtens allerdings hat, ist ihr Name. Denn Achtsamkeit ist ein Wort, das wir in der deutschen Sprache auch verwenden, wenn wir nicht über die Achtsamkeit sprechen. Dadurch kommt es zu Verwirrungen und Fehleinschätzungen. Ich bin der Meinung, dass der Name »Achtsamkeit« dazu geführt hat, dass sie in Deutschland keine noch größere Verbreitung gefunden hat.

»Sei achtsam!« bedeutet so viel wie »Pass auf!« oder »Sei vorsichtig!«. Und genau das ist die Achtsamkeit, von der wir hier *nicht* sprechen. Eigentlich ist die hier vorgestellte Achtsamkeit das genaue Gegenteil davon. Aber ihr Name macht sie schwer erklärbar, das sehe ich immer wieder in meiner Sprechstunde. Wenn ich meine Patienten frage, ob sie es schon einmal mit Achtsamkeitsübungen versucht haben, wissen die wenigsten, was ich damit meine.

FÜR FAULE, DIE ES GENAU WISSEN WOLLEN

Herz schlägt Gehirn

Der englische Begriff »Mindfulness« trifft die Sache schon eher. »Mind« bedeutet nicht nur »Verstand«, sondern auch »Geist« und »Seele«, und Mindfulness eben nicht nur Achtsamkeit, sondern auch »Gewahrsamkeit«. Und damit ist nicht die strafrechtliche Gewahrsamkeit gemeint, sondern sich etwas »gewahr werden« – also eher »bewusst werden« oder »erkennen«. Aber auch »Mindfulness« ist eigentlich nur eine unvollkommene Übersetzung aus dem asiatischen Gebrauch des Wortes »Mind«, denn es ist nicht nur der Geist, sondern auch das Herz damit gemeint. Also eine ganzheitliche Betrachtungsweise des »Erkennens«.

Bevor wir aber ins Esoterische abgleiten, lassen Sie uns einen kurzen, westlichen Blick auf Achtsamkeit werfen. Wenn Sie sich auf etwas konzentrieren, gibt es letztendlich zwei Möglichkeiten, Ihre Aufmerksamkeit zu steuern. Die häufigste ist die Einengung der Wahrnehmung. Wenn ich Sie zum Beispiel bitte, einen Schlüssel in die Hand zu nehmen und sich auf ihn zu konzentrieren, dann werden Sie wahrscheinlich Ihre Aufmerksamkeit auf genau diesen Schlüssel lenken. Wahrscheinlich werden Sie sich relativ schnell auf ein Detail festlegen und sich daran festbeißen, wie zum Beispiel auf die Struktur des Sägezahnmusters der einen Schlüsselkante.

Das ist Konzentration – keine Achtsamkeit. Bei der Achtsamkeit beschränken wir unsere Aufmerksamkeit nicht, sondern wir öffnen sie. Wenn wir einen Vergleich zu einem Fotoapparat ziehen wollen, so würden wir nicht zoomen, sondern den Weitwinkel anstellen – ohne aber den Blick auf den Schlüssel zu verlieren.

Diese Sichtweise ist so anders als das, was wir normalerweise in unserem Alltag tun, sodass uns die Achtsamkeit zunächst seltsam und fremd erscheint und in der Tat geübt werden muss. Aber Achtsamkeit ist die perfekte Methode, um unser Default Mode Network (DMN) zu stoppen. Und Sie erinnern sich: Unser Affengehirn macht uns unglücklich.

WAS WIR FAULE UNS MERKEN SOLLTEN

Ein Weg aus der übermäßigen Aktivität unseres Default Mode Network ist Achtsamkeit. Und das macht uns glücklicher und vermindert Stress.

Regelmäßige Übungen der Achtsamkeit führen auf Dauer dazu, dass unser DMN nicht ungehindert von uns Besitz ergreift. Unser Gehirn wird sich nach nur kurzer Zeit der regelmäßigen Übungen umbauen und wir werden in unserem Alltag mit mehr Gelassenheit und Zufriedenheit belohnt. Die Booster-Übungen der Achtsamkeit haben also lang andauernde Auswirkungen auf unser Leben, genauso wie die Übungen des Zirkeltrainings aus dem ersten Teil des Buches Auswirkungen auf Ihre Alltagsleistungsfähigkeit haben.

»Übung macht den Zen-Meister!«

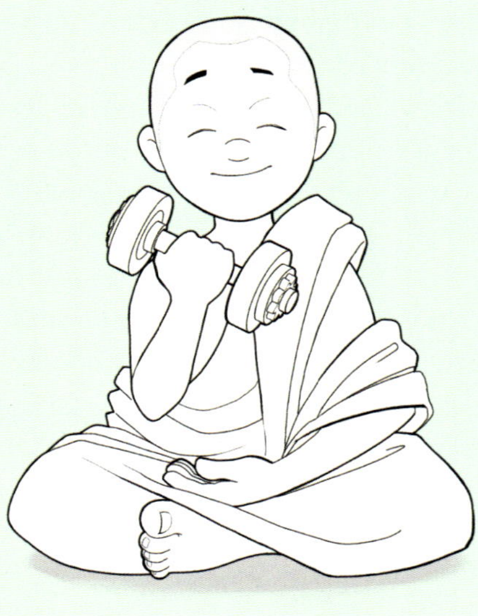

Kein Mensch geht ins Fitnessstudio, nur um dort gut auszusehen. Wir wollen auch außerhalb des Studios toll aussehen und fit sein. Mit Übungen der Achtsamkeit ist das genauso. Auch wenn wir Freude an den Übungen haben, geht es um mehr. Es geht um die Auswirkungen auf das Leben, nachdem Sie vom Meditationskissen aufgestanden sind.

Aber zurück zu dem Bild des Schlüssels. Das achtsame Betrachten des Schlüssels engt also nicht Ihre Wahrnehmung ein, sondern erweitert sie. Nehmen Sie alles wahr, was es wahrzunehmen gibt, und konzentrieren Sie sich nicht auf einzelne Details. Wenn Sie sich im Detail verirren, lassen Sie den Gedanken ziehen, erweitern Ihre Aufmerksamkeit und betrachten den Schlüssel neu.

FÜR FAULE, DIE ES GENAU WISSEN WOLLEN

***»Der Anfängergeist hat viele Möglichkeiten, der des Experten nur wenige.«* – Shunryu Suzuki, 1905–1971, japanischer Zen-Meister, der Zen in den USA populär machte**

Im Zen spricht man häufig vom »Anfängergeist« und man meint damit die Haltung einer geistigen Offenheit. Man ermöglicht hierdurch den Dingen und dem Leben, einem so zu begegnen, als sei man ein Anfänger und wisse noch gar nichts. Sich dem Nicht-Wissen zu stellen, ermöglicht uns aber auch, Dinge zu hinterfragen und uns selbst Fehler zu erlauben. Wir als Person verlieren an Wichtigkeit und können uns von vorgefertigten Meinungen und Ansichten trennen. Dadurch wird es möglich, neue Erkenntnisse zu gewinnen und neue Handlungsmöglichkeiten zu erkennen.

Begegnen Sie dem Schlüssel, den Sie in unserem Gedankenexperiment achtsam betrachten, doch einmal mit einem »Anfängergeist« – so als wüssten Sie nichts über Schlüssel. Nicht-Wissen kann auch eine Ressource sein!

Wann ist jetzt?

Achtsamkeit ist also die Kunst, in einer bestimmten Art und Weise aufmerksam zu sein. Und zwar absichtlich, im augenblicklichen Moment, ohne Wertung und unvoreingenommen.

WAS WIR FAULE UNS MERKEN SOLLTEN

Absichtlich im augenblicklichen Moment, ohne Wertung und unvoreingenommen achtsam sein!

Wir sind in unserem Alltag selten im Kontakt mit dem gegenwärtigen Augenblick. Zu schnell übernimmt unser DMN die Kontrolle und wir entgleiten dem Ort und der Zeit, in denen wir uns gerade befinden. Unser Bewusstsein verlässt unseren Körper und verschwindet irgendwo hin. Ein Ziel der Achtsamkeitsübungen ist es, die Aufmerksamkeit wieder zurückzuholen, so als würden wir das herumtollende Äffchen wieder einfangen wollen. Unser Bewusstsein sollte mit unserer Tätigkeit übereinstimmen. Wenn man sich vergegenwärtigt, dass wir uns fast die Hälfte unseres wachen Tages vom DMN gesteuert im Autopilotenmodus befinden, kommen wir zu der erschreckenden Erkenntnis, dass uns gerade in diesem Moment unser Leben entgleitet. Denn es gibt eigentlich nur einen Moment, in dem wir wirklich leben: jetzt!

Ups, da war er gerade. Und schon wieder fort. Aber es gibt ein neues Jetzt, das ist gerade jetzt. Wir definieren die Gegenwart als eine Zeitspanne von wenigen Sekunden bis einigen Minuten. Aber unser Bewusstsein, unser Geist, ist gar nicht mit uns in der Gegenwart, wenn das DMN die Steuerung übernimmt. Und wir leben nicht in der Erinnerung der Vergangenheit oder in der Fantasie der Zukunft, sondern nur im Jetzt. Ups, schon wieder weg. Sind Sie mit Ihren Gedanken noch da, im Jetzt?

Wenn ich fege, fege ich

Ein schönes Bespiel ist das Fegen des Bodens. Buddhistische Mönche verbringen anscheinend viel Zeit damit, den Boden zu kehren. Viel Zeit also, die Gedanken schweifen zu lassen. Aber auch das Fegen gehört zum Leben, und es ist schade, wenn wir diese Zeit nicht bewusst leben würden – weil das DMN uns wegspült. Wenn ich fege, fege ich. Dann bin ich in der Gegenwart. Und dann – nur dann – lebe ich. Das eigentlich langweilige Fegen des Fußbodens kann damit zu einer großartigen Schule für unser Leben werden – nämlich dann, wenn ich achtsam fege und nicht einfach nur nebenbei.

Staubsaugen als Meditation – so haben Sie Ihre Hausarbeit noch nie gesehen

Ich weiß, Sie fegen wahrscheinlich selten den Steinfußboden eines Klosters, aber vielleicht greifen Sie schon einmal zum Staubsauger. Wo sind dann Ihre Gedanken? Beim Radiosender im Hintergrund? Bei den Planungen des Tages? Bei dem Ärger über den Dreck auf dem Boden beziehungsweise über denjenigen, der ihn hinterlassen hat? Oder sind Ihre Gedanken wirklich bei der Ausführung des Staubsaugers? Bei dem Geräusch, den der Staubsauger macht, in Abhängigkeit vom Untergrund des Fußbodens? Bei den Gerüchen, die aus der Düse kommen? Beim Widerstand der Teppichfasern im Vergleich zu den Fliesen? Bei dem sanften Klirren, den größere Staubpartikel im Rohr machen? Bei dem warmen Griff und dem im Vergleich dazu kühleren Aluminiumrohr?

All diese Wahrnehmungen könnten Sie wie ein Anker in der Gegenwart halten und Ihnen dadurch ermöglichen, das zu erleben, was wir Leben nennen. Aber dieser Gegenwarts-Anker würde Sie, während Sie staubsaugen, nicht nur im Hier und Jetzt halten, er würde auch Ihr Gehirn umbauen – sodass auch andere Erlebnisse Ihres Alltags plötzlich gegenwärtiger werden. Und Sie glücklicher.

DER FAULE TIPP FÜR ZWISCHENDURCH

Alle unsere Tätigkeiten können zu Freestyle-Übungen der Entspannung werden, wenn wir sie mit Achtsamkeit durchführen.

Wichtig für die Übung der Achtsamkeit ist aber auch das Absichtsvolle, denn Sie bleiben nicht zufällig in der Gegenwart. Sie setzen sich bewusst das Ziel, diese Achtsamkeit zu erhalten – auch wenn die Erfahrung unschön sein sollte, weil Sie zum Beispiel gerade Ihren auf dem Boden gelegenen Ehering eingesaugt haben. Auch in diesem Moment sollten Sie die Übung nicht beenden und sich dem Gedanken an eine drohende Scheidung hingeben. Denn Gedanken sind nur eine Simulation der Wirklichkeit – sie sind nicht die Wirklichkeit selbst –, sie sind nicht das Terrain, sie sind die Landkarte.

Bleiben Sie achtsam, während Sie den Staubsauger ausstellen. Achten Sie auf das Geräusch des Motors, das langsam leiser wird. Nehmen Sie den Gedanken an den in Staub und Schleim steckenden Goldring, der bestimmt zerkratzt ist, wahr und lassen Sie ihn aber auch gleich wieder los. Denn auch das ist nur ein Gedanke und entspricht nicht der Wirklichkeit. Betrachten Sie den staubgefüllten Beutel und nehmen Sie seinen Geruch wahr. Was entsteht in Ihnen? Ekel? Ein Kribbeln in der Nase? Können Sie den Ring schon durch den geschlossenen Beutel erkennen?

Achtsamkeit ist nicht wertend. Der Beutel, der den Ehering geschluckt hat, ist nicht schlecht oder schuld an Ihrer Misere. Versuchen Sie ihn als das wahrzunehmen, was er ist: ein Beutel. Sie haben wahrscheinlich den Drang, die Situation, den Staubsauger, den Beutel und den Ehering zu kategorisieren. Achtsamkeit bedeutet, dass Sie das nicht müssen. Sie brauchen sich aber auch nicht über Ihren Drang, zu bewerten, ärgern. Nehmen Sie ihn einfach wahr als das, was er ist: ein Drang.

Oje, ich weiß: Das hat alles wenig mit unserem normalen Alltag zu tun und klingt vielleicht nach unrealistischem Gutmenschentum. Aber denken Sie daran: Es ist nur eine Übung. Sie müssen diese nicht wertende Haltung nicht über die gesamten 24 Stunden des Tages aufrechterhalten. Es geht zunächst nur um diese Freestyle-Übung der Achtsamkeit.

Unser Autopilot, das Default Mode Network, das wir sonst zum Beispiel beim Staubsaugen aktivieren, erschwert häufig ein situativ angemessenes Handeln. Sie glauben es nicht? Dann saugen Sie mal un-achtsam Ihren Ehering auf. Ich verspreche Ihnen: Sofort startet das Grübeln und die Katastrophisierung. Psychologen sprechen sogar von einer »Aktivierung übergeneralisierter autobiografischer Gedächtnisinhalte« durch das DMN, wenn Ihnen plötzlich die Scheidung von Tante Erna durch den Kopf geht – genau die Tante Erna, die nach der Trennung dem Suff verfallen ist und Haus und Hof im Spielkasino verloren hat. Bedeutsamer ist aber, dass wir uns, während unser Autopilot übernommen hat, an unangenehme Situationen nicht gewöhnen – wahrscheinlich weil wir sie gar nicht richtig erleben. Daher werden uns auch in der Zukunft diese und ähnliche Situationen immer wieder auflauern.

Also wenn Sie das nächste Mal fegen, dann fegen Sie. Und machen Sie in dieser Zeit nichts anderes, außer zu fegen. Alle Gedanken, die kommen, dürfen Sie getrost auch wieder gehen lassen, denn sie sind nicht die Wahrheit. Die Gedanken sind nicht Sie, die Situation ist nicht Sie. Gefühle, Gedanken, Körperempfindungen – das alles sind nicht Sie! Es sind vorübergehende Ereignisse in Ihrem Gehirn. Es ist nicht die Wirklichkeit, es gibt keinen Grund, sich mit ihnen zu identifizieren.

17 Was eine Rosine mit Selbstbefriedigung zu tun hat und wie uns beides gesund machen kann

Das Staubsaugen des vorherigen Kapitels war ein Beispiel für eine Freestyle-Übung der Achtsamkeit. Eigentlich können Sie jede Tätigkeit und jeden Moment Ihres Tages achtsam gestalten. Achtsames Gehen, achtsames Essen, achtsames Telefonieren. Neben diesen Übungen im Alltag können Sie allerdings auch Booster-Übungen der formalen Achtsamkeit in Ihr Leben einbauen. Und diese Übungen nennen wir dann Meditation. Eine sehr bekannte – und beeindruckende – formale Achtsamkeitsübung ist das Essen einer Rosine. Vielleicht haben Sie schon einmal davon gelesen oder gehört, ich möchte Sie aber dennoch ermuntern, es wirklich einmal selbst zu versuchen.

DER FAULE TIPP FÜR ZWISCHENDURCH

Immer leicht und manchmal heftig

Genau wie bei den sportlichen Aktivitäten unterscheiden wir bei den Entspannungsverfahren zwischen Freestyle und Booster. Zwar gibt es hier keine Zeitvorgabe der WHO, aber dennoch sollten die Freestyle-Übungen über den Tag verteilt durchgeführt werden. Auch hier gilt:

Freestyle: leicht, regelmäßig in den Alltag eingebaut
Booster: intensiv, zu bestimmten Zeiten mit einem Übungsplan

Das Universum in einer Rosine

- Nehmen Sie sich eine Rosine – und wirklich nur eine – und legen Sie diese auf einen Teller vor sich.
- Betrachten Sie die Rosine, wie sie auf dem Teller liegt. Nutzen Sie dafür Ihren Zen-Anfängergeist, wie wir ihn vorhin besprochen hatten. Betrachten Sie die Rosine, als hätten Sie in Ihrem Leben noch niemals eine Rosine gesehen.
- Nehmen Sie wahr, wie die Frucht aussieht. Wie viele Farben finden Sie in der kleinen Rosine? Wirft sie einen Schatten auf dem Teller? Gibt es dunkle Stellen und helle Stellen?
- Nehmen Sie dann die Rosine in die Hand und betrachten Sie die Frucht erneut. Ändern sich die Farben, wenn Sie die Rosine drehen? Scheint Licht durch sie hindurch, wenn Sie sie gegen die Sonne halten? Hat die Rückseite eine andere Färbung als die Vorderseite? Und wie sieht die Oberfläche aus? Glatt? Geriffelt? Rau?
- Drücken Sie nun leicht auf die Rosine. Ist sie prall, elastisch oder ist sie eher weich? Ändert sich das Aussehen, wenn Sie die Frucht leicht zusammendrücken?
- Wie fühlt sich die Rosine in Ihren Fingern an? Ist sie klebrig? Ist sie prall? Ist sie elastisch?
- Riechen Sie an der Rosine. Gibt es überhaupt einen Geruch? Wie würden Sie ihn beschreiben? Ändert sich der Geruch, wenn Sie auf die Rosine drücken?
- Berühren Sie nun die Rosine mit Ihrer Zungenspitze. Wie fühlt sich das an? Weich oder hart? Schmecken Sie schon etwas? Können Sie mit Ihrer Zungenspitze die Oberfläche der Rosine erfühlen?
- Nehmen Sie die Rosine nun in Ihren Mund, aber zerbeißen Sie sie noch nicht. Spielen Sie ein wenig mit ihr im Mund herum. Schubsen Sie sie mit der Zunge von einer Ecke in die andere. Schmecken Sie etwas? Wie fühlt sich das im Mund an?
- Wenn Gedanken in Ihren Kopf kommen, dann nehmen Sie die Gedanken

wahr und lassen Sie sie wohlwollend wieder los. Ärgern Sie sich nicht, Gedanken sind menschlich, aber jetzt ist kein Raum für sie, diese Zeit gehört nur der Rosine. Sie ist es wert, ganz von Ihnen erfahren zu werden.

- Sie hat einen langen Weg zurückgelegt, bis sie schließlich bei Ihnen im Mund gelandet ist.
- Sie wuchs mithilfe des Sonnenlichts als Weintraube an einem Rebstock und ernährte sich von den Nährstoffen aus dem Boden. Das Wasser aus den Wolken findet sich in der Rosine wieder, das gleiche Wasser, das zuvor vielleicht in einem See war. Es war kurz in dem See, dann in einer Wolke, dann im Boden, dann im Strauch und schließlich in der Weintraube und nun in der Rosine.
- Etwas von dem See ist immer noch in der Rosine und nun in Ihrem Mund. Und etwas von dem See, der Sonne, der Wolke, dem Boden und dem Strauch ist bereits Teil von Ihnen geworden. In dem Moment, als Sie die Rosine in die Hand genommen haben.
- Wenn wir genau und tief genug nachdenken, dann befindet sich das ganze Universum in dieser Rosine. Geben Sie ihr daher die Aufmerksamkeit und die Achtung, die sie verdient. Wenn Sie eine Rosine essen, essen Sie eine Rosine.
- Nun beißen Sie leicht auf die Rosine und nehmen ihren Geschmack wahr. Wie fühlt sich die Frucht an, wenn Sie auf ihr herumkauen? Ändert sich der Geschmack im Laufe der Zeit? Bleibt der Geschmack auch noch dann im Mund, nachdem Sie die Rosine heruntergeschluckt haben?

DER FAULE TIPP FÜR ZWISCHENDURCH

Allein das Lesen des Rosinen-Textes führt zu einem achtsamen Verweilen im Augenblick.

Bewusste Wahrnehmung des jetzigen Moments, ohne zu werten – das ist Achtsamkeit. Die Rosine verankert uns in dem einzigen Moment, den es im Leben gibt: im Jetzt. Und während wir achtsam eine Rosine essen, schweigt unser Default Mode Network und unser Gehirn verändert sich, sodass die Wirkung der Rosine auch in den nächsten Tagen in unserem Alltag bestehen bleibt.

FÜR FAULE, DIE ES GENAU WISSEN WOLLEN

Müssen wir alle zu Buddhisten werden?[13]

Sie sehen, die Achtsamkeit ist sowohl in der Freestyle-Variante des Verweilens im Augenblick (z. B. beim Staubsaugen) als auch in der Booster-Variante – der Meditation –, die wir gleich noch genauer betrachten werden, völlig anders als klassische Entspannungsverfahren wie das Autogene Training oder die Progressive Muskelrelaxation nach Jacobson. Für viele von uns wird sie sich sicherlich zunächst fremd anfühlen. Vielleicht umgibt sie ein Hauch von östlicher Weisheit, vielleicht auch der Anschein von etwas Esoterischem.

In der Tat hat die Achtsamkeit ihren Ursprung im Buddhismus und bildet dort ein zentrales Konzept der Lehre. In den letzten 2500 Jahren hat sich im Buddhismus die Betrachtung der Achtsamkeit auch nur wenig verändert. Vereinfacht zusammengefasst bildet die Achtsamkeit im Buddhismus eine von acht Maßnahmen zur Befreiung von menschlichem Leiden. Im Buddhismus ist die Achtsamkeit keine für sich allein stehende Meditationstechnik, sondern Teil eines weitläufigen spirituellen Weges. Bei uns im Westen wird Achtsamkeit zwar ebenfalls von vielen Menschen spirituell betrachtet, sie lässt sich aber auch hervorragend ohne Glaubensbekundungen rein säkularisiert anwenden. Das ermöglichte die Verbreitung in den verschiedensten Kulturrichtungen und Lebenssituationen. Formen der Achtsamkeit finden sich so auch in ähnlichen Formen in anderen spirituellen Traditionen – wie dem Christentum – wieder.

Aber auch in der säkularisierten Form bleiben zentrale Konzepte der Achtsamkeit bestehen. Immerhin beschrieben schon im ersten Jahrhundert vor Christus buddhistische Mönche die Achtsamkeit als eine »Weite des Bewusstseinszustandes« und dass der Meditierende »in Bezug auf den gegenwärtigen Augenblick hellwach« sein müsse. Schon damals wurde betont, dass die Aufmerksamkeit die »Weite« umfassen soll, im Gegensatz zu einem begrenzten Fokus. Es gehe um »reines Beobachten«, also das reine Wahrnehmen ohne Interaktionen wie Beurteilungen, Bewertungen oder Stellungnahmen. Schon damals war die Rede von einem Nicht-Anhaften, Nicht-Eingreifen und einer Ungerichtetheit.

Wichtig für das Verständnis von Achtsamkeit ist allerdings, dass es sich hierbei gerade nicht um einen feststehenden theoretischen Begriff handelt, wie das bei der Progressiven Muskelrelaxation oder dem Autogenen Training zum Beispiel der Fall ist.

Als westlich geprägte Menschen wollen wir sicherlich gerne die Achtsamkeit wissenschaftlich betrachten. Das ist allerdings schwierig bis unmöglich. Achtsamkeit ist gerade kein statisches, messbares Konzept, sondern beschreibt immer nur eine *Erfahrung*. Was Achtsamkeit bedeutet, kann man daher immer nur auf der

Basis der eigenen Erfahrungen verstehen. Achtsamkeit benötigt zwingend die Ich-Perspektive des Achtsamen – eine Katastrophe für westliche Wissenschaftler, die immer die Dritte-Person-Perspektive des neutralen Beobachters verlangen. Daraus folgt aber auch, dass Achtsamkeit niemals gleich ist, sondern sich mit den Erfahrungen des Meditierenden verändert. Für uns westlich wissenschaftlich orientierte Menschen ein großes Dilemma, das nicht selten dazu führt, dass wir die Achtsamkeit als Zauberei abtun – schließlich ist sie nicht messbar, und was nicht messbar ist, kann nicht wahr sein.

Ein weiteres Problem der Achtsamkeit ist, dass wir sie nicht einfach in Worte fassen können. Sie ist und bleibt eine individuelle Erfahrung, für die es keine passenden Worte gibt – Achtsamkeit lässt sich nicht einfach versprachlichen. Erfahrungen sind generell mit vielfältigen Facetten ausgestattet, weit mehr Facetten, als wir sprachlich ausdrücken können. Eine Beschreibung der Achtsamkeit bleibt daher immer unvollständig, egal wie viel Mühe wir uns auch geben.

Achtsamkeit begegnet uns in der westlichen Welt heutzutage in den unterschiedlichsten Formen, teilweise noch stark spirituell geprägt, teilweise komplett entmystifiziert. Wenn Menschen über Achtsamkeit sprechen, ist es daher wichtig zu verstehen, welche Form von Achtsamkeit betrachtet wird, da sie sich immer mehr zu einem unspezifischen Sammelbegriff entwickelt. Ohne dass wir den genauen Kontext der praktizierten Achtsamkeit betrachten, können wir sie für uns nicht einordnen:

- Ist sie eine formale Meditationspraxis wie in der noch zu besprechenden Sitzmeditation?
- Ist sie ein theoretisches Konzept aus dem Buddhismus oder anderen Glaubensrichtungen wie bei meiner Klostererfahrung im Jahre 1989?
- Beschreibt sie eine Grundhaltung gegenüber eigenen Alltagserfahrungen und Handlungen wie im Beispiel des Staubsaugens?
- Ist sie ein westliches psychologisches oder neurowissenschaftliches Konzept wie im Beispiel der Unterdrückung des Default Mode Network?

Diese Vielfältigkeit der Achtsamkeit macht sie allerdings auch so spannend und interessant. Jeder von uns kann sich seinen eigenen Teil aus der Achtsamkeit herausnehmen und in seinem eigenen Leben anwenden. Entweder als Stressbewältigung oder zur Entspannung. Für einen besseren Umgang mit chronischen Erkrankungen oder als Selbsterfahrung. Aber auch als spirituellen Weg oder zur Transformation des Selbst – welches nach buddhistischer Sicht ja gar nicht existiert.

Vielleicht führt die Rosine dazu, dass wir gelassener mit unserem Chef umgehen, weil wir auf einer tiefen Ebene gelernt haben, dass die Gedanken während eines Streits nur Gedanken sind – und nicht wir selbst. Und vielleicht führt diese Rosine dazu, dass wir unseren Job behalten, keinen Herzinfarkt bekommen und im Alter auf Kreuzfahrt gehen statt ins Altersheim. Aber halt: Das ist schon wieder die Fantasie unseres DMN und nicht das Leben. Daher ist die Rosine nur eins: eine Rosine. Und gerade deswegen ist sie die ganze Welt.

GEHEIMNISSE AUS DER FAULEN PRAXIS

Masturbation statt Meditation

Wer der Meinung ist, Meditation ist etwas für Esoteriker oder Mönche, der sollte es vielleicht einmal mit *achtsamer Masturbation* versuchen. Ja, Sie haben richtig gelesen und es ist kein Rechtschreibfehler oder die misslungene Autokorrektur meiner Textverarbeitung. Ich meine in der Tat »Masturbation«. Achtsame Masturbation ist nämlich ein neuer Trend der Achtsamkeitsbewegung, und wenn Sie dachten, das gesamte Universum befindet sich in einer Rosine, sollten Sie es einmal mit Sex versuchen.

Gibt man den Suchbegriff »Mindfulness Masturbation« in der Suchmaschine Google ein, so erhält man fast 2 000 000 Ergebnisse. Ein Trend, den wir nicht ignorieren sollten. Sie erinnern sich? Sex ist einer der wenigen Alltagstätigkeiten, in denen sogar unser Default Mode Network schweigt und wir ganz in der Gegenwart sind. Und auch die Selbstbefriedigung kann eine Übung der Achtsamkeitsmeditation sein, vor allem, wenn wir uns nicht durch YouPorn oder Ähnliches aus der Gegenwart herausreißen lassen.

Bewusstes Atmen, das Berühren des eigenen Körpers und die Wahrnehmung dessen, was da gerade passiert, sind Bestandteile der Achtsamkeits-Masturbation. Und dabei ist man keinesfalls auf die Berührung der erogenen Zonen des eigenen Körpers beschränkt. Auch andere Stellen können achtsam und lustvoll berührt werden. Versuchen Sie aber auch hier die aufkommenden Gedanken wahrzunehmen und wieder ziehen zu lassen. Es ist nicht die Zeit für erotische Geschichten in Ihrem Kopf. Heute geht es um Sie und das, was gerade passiert. Ihre eigenen Finger auf Ihrem eigenen Körper und die Beobachtung, wie sich das anfühlt und was es mit Ihnen macht.

Und wie bei allen anderen Übungen der Achtsamkeit ist auch die Achtsamkeits-Masturbation nur ein Teil Ihres Lebens. Sie soll nicht die zielführende oder geile oder YouPorn- oder Wilde-Shades-of-Grey-Geschichten-in-Ihrem-Kopf-Masturbation ersetzen. Aber sie kann eine weitere Facette Ihres Lebens werden, während Sie gleichzeitig Ihr Gehirn umbauen und die Gesundheit für Faule so richtig genießen.

18 Warum das, was ich beobachte, sich von alleine verändern wird

Das Problem der Achtsamkeit im Alltag ist oft nicht die Durchführung der Übungen. Mit etwas Erfahrung gelingt es relativ schnell, die Aufmerksamkeit auf die gerade durchgeführte Tätigkeit zu richten. Und die jeweilige Übung muss ja auch nicht lange andauern. Sie müssen nicht stundenlang achtsam gehen, auf Ihre Schritte achten und alles in sich aufnehmen, was es zu entdecken gibt. Nach einigen Schritten können Sie auch wieder eilig dem Bus nachlaufen. Aber kleine achtsame Unterbrechungen überhaupt in Ihren Alltag einzuführen, wird enorme Auswirkungen auf Ihre Gesundheit haben.

Das Problem mit der Alltags-Achtsamkeit ist eher, dass wir uns daran erinnern müssen. Wir sind in der Regel zu sehr mit unserer Tagesroutine beschäftigt, als dass wir an die Achtsamkeit denken würden. Genauso schwer, wie es anfänglich ist, die Aufmerksamkeit im jetzigen Moment zu halten, so schwierig ist es, überhaupt zu bemerken, dass gerade das Default Mode Network die Steuerung übernommen hat.

Sich an Achtsamkeit zu erinnern, ist bereits der halbe Weg

Ich empfehle daher meinen Patienten, sich bestimmte Schlüsselreize oder Schlüsselsituationen zu suchen, die daran erinnern, wieder einmal einen kleinen Moment der Achtsamkeit einzulegen.

Eine eingehende Nachricht auf dem Smartphone wäre zum Beispiel so ein Schlüsselreiz. Wie häufig kommt es vor, dass uns eine WhatsApp oder eine E-Mail aus dem Tagesablauf herausreißt? Das ist zwar generell ein großes Problem für unsere Aufmerksamkeit und behindert unser kontinuierliches gedankliches Erleben, aber für die Achtsamkeit ist das Smartphone ein Geschenk. Denn jedes Mal, wenn es piepst und vibriert, könnten Sie sich daran erinnern, für einige Sekunden einfach mal wahrzunehmen, was gerade ist. Was haben Sie gedacht? Was hatten Sie gerade gemacht? Was gibt es zu sehen, zu riechen, zu hören und zu fühlen? Halten Sie kurz inne und führen Sie eine kurze Übung der Achtsamkeit durch und kommen Sie für einen kurzen Moment in Ihrem Leben an – bleiben Sie am Wegesrand stehen und lassen Sie Ihre Seele nachkommen.

Spüren Sie auch den Drang in sich, sofort die eingehende Nachricht lesen zu müssen. Was macht dieser Drang mit Ihnen? Wie verändert er sich, wenn Sie ihm nicht gleich nachgeben?

FÜR FAULE, DIE ES GENAU WISSEN WOLLEN

Der Quanteneffekt der Wahrnehmung oder: Das kratzt mich nicht

Häufig verändern sich unsere Wahrnehmungen allein dadurch, dass wir sie beobachten. Eine wesentliche Erkenntnis der Quantenphysik ist, dass die Beobachtung eines Teilchens seinen Zustand beeinflusst. Aber wir müssen gar nicht die Quantenphysik bemühen, sondern können dieses Phänomen jeden Tag im Alltag wahrnehmen. Wenn ich nämlich ein Gefühl achtsam wahrnehme und es wie ein Forscher von außen betrachte, dann wird sich dieses Gefühl verändern – und zwar ohne dass ich es bewusst beeinflusse.
Hier besteht beispielsweise der wesentliche Unterschied der Achtsamkeitsmeditation zum Autogenen Training. »Der rechte Arm ist schwer!« – »Nein, ist er nicht!«, wird in der Achtsamkeit nicht vorkommen. Denn ich versuche durch Achtsamkeit nicht in meinen Zustand bewusst einzugreifen, ich nehme ihn nur wahr. Und zwar unvoreingenommen und wertfrei, mit einem nicht wertenden Gewahrsein im gegenwärtigen Moment. Ich ärgere mich nicht über den nicht schwer gewordenen Arm, ich nehme nur sein Gewicht wahr. Und ich beobachte das Gewicht, ob es sich ändert. Entweder wird es schwerer – oder eben nicht. Es ist egal und wird von mir nicht bewertet. Es handelt sich beim achtsamen Beobachten also um ein Nicht-Werten, um Geduld, um den bereits beschriebenen Anfängergeist, um Vertrauen, Akzeptanz und Loslassen. Wahre Achtsamkeitsmeister – wenn es das denn ge-

ben würde und es nicht komplett der Achtsamkeit widerspräche – wären wir, wenn auch noch Sanftmut, Großzügigkeit, Empathie, Dankbarkeit und liebende Güte dazukämen.

Diese Nicht-Beeinflussung steht im krassen Gegensatz zu unserem Verhalten im Alltag. Wie häufig versuchen wir, Ereignisse zu erzwingen? Wie viel Kraft bringen wir tagtäglich dafür auf, Menschen und Dinge zu beeinflussen und zu lenken? Und wie häufig gelingt es uns wirklich? Und woher wissen wir eigentlich, dass es das Richtige ist, was wir da tun?

Allein die Beobachtung der Vorgänge in uns und um uns herum kann sie verändern, so wie auch die Beobachtung des Teilchens in der Quantenphysik seinen Zustand beeinflusst. Versuchen Sie doch das nächste Mal, wenn Sie einen leichten Juckreiz auf der Haut spüren, nicht zu kratzen. Es wird Ihnen schwerfallen – das ist klar. Aber gestatten Sie sich doch einmal die Gelassenheit, einfach nur zu beobachten, in welcher Form sich der Juckreiz verändern wird, wenn Sie nicht eingreifen, sondern einfach nur Achtsamkeit walten lassen. Ich verspreche Ihnen nicht, dass der Juckreiz komplett verschwindet und Sie letztendlich um ein wohliges Schubbern herumkommen werden. Aber Sie werden überrascht sein, welche verschiedenen Wahrnehmungen sich hinter einem einfachen Juckreiz verbergen – und dass ebendiese einzelnen Wahrnehmungen flüchtig sind. Es gibt ihn nicht, den einen Juckreiz. Und selbst nachdem Sie letztendlich doch gekratzt haben, könnten Sie weiter beobachten, wie sich die Haut jetzt anfühlt.

Wenn das Smartphone Sie also piepsend aus dem Alltag reißt, nutzen Sie die Unterbrechung, um eine kleine Übung der Achtsamkeit einzuschieben. Verankern Sie sich für diesen kurzen Moment in dem einzigen Leben, was Sie haben: im Jetzt.

19 Warum uns Sitzen doch gesund machen kann

Neben den Freestyle-Übungen der Achtsamkeit ist die Hohe Schule für uns Faule natürlich – wie im ersten Teil dieses Buches ebenfalls – die Durchführung der Booster-Übungen. Und in Bezug auf Achtsamkeit handelt es sich bei den Booster-Übungen um formale Meditationspraktiken. Sie erinnern sich sicherlich an meine persönliche Erfahrung im Kloster am Wochenende des Mauerfalls. Damals ging es auch um Meditation, aber vor allem auch um die Kontemplation des Erlebten und die Einordnung des historischen Moments in das eigene Leben. Wenn Sie als Booster-Übung die Achtsamkeitsmeditation durchführen, benötigen Sie diese Kontemplation, dieses Nachdenken, nicht.

Das Geniale an der Achtsamkeitsmeditation ist, dass es nicht um Inhalte geht. Es müssen keine Probleme gewälzt oder Lösungen erarbeitet werden. Im Gegenteil: Das Grübeln ist Teil unseres Default Mode Network – oder der bewussten Problemlösungsmechanismen unseres Gehirns – und findet in der Vergangenheit und der Zukunft statt und nicht in der Gegenwart.

WAS WIR FAULE UNS MERKEN SOLLTEN

Achtsamkeitsmeditation ist eine inhaltslose Methode, unser Gehirn zu gestalten und für mehr Gesundheit und Wohlbefinden zu sorgen.

Aber wie geht das nun mit der formalen Meditation? Wie kann man das lernen? Und wie lange braucht man dafür, bis man die Meditation beherrscht?

Ziellos umherirren – und das ist gut so

Fangen wir mal mit der letzten Frage an, nämlich wie lange man für das Erlernen der Meditation benötigt, bis man perfekt ist. Die ernüchternde, aber auch versöhnliche Antwort ist: ein ganzes Leben lang. Meditation ist der berühmte Weg, der das Ziel ist. Keiner von uns wird je perfekt darin sein – weil es keine Perfektion in der Meditation gibt.

Meditation mithilfe der Technik

Eines Tages surfte ich im Internet und bekam eine Werbung für ein Stirnband angezeigt, das mir bei meiner Meditationspraxis helfen sollte. Google schaltet benutzerspezifische Werbung. Wahrscheinlich wusste der Konzern, dass ich mich für Meditation interessiere. Und wirklich: Ich klickte natürlich sofort auf die Anzeige, denn sie versprach, dass ich noch tiefer meditieren könnte – und wer will das nicht?

Das Stirnband funktioniert wie folgt: Mithilfe von Elektroden zur Ableitung der Gehirnströme wird die »Meditationstiefe« gemessen. Je nachdem, wie entspannt der Träger des Stirnbands ist, bekommt er unterschiedliche Klänge durch Kopfhörer in seine Ohren eingespielt: Wenn er »ungenügend« meditiert, hört er Regen, wenn er tief entspannt, tauchen Vogelstimmen auf. Eine Art Biofeedback – also die Rückmeldung von Ereignissen in Körper und Gehirn mit dem Ziel, biologische Vorgänge steuerbar zu machen.

Ich war von der Idee fasziniert, schließlich kenne ich das Biofeedbackverfahren aus der Medizin. Gerade in der Schmerztherapie kann es wahre Wunder bewirken. Vielleicht würde es mir auch bei meiner eigenen Meditationspraxis helfen können. Wie oft bin ich enttäuscht von mir selbst, weil mein Geist einfach nicht zur Ruhe kommen will. Könnte mir dieses High-Tech-Stirnband helfen? Ich klickte auf »Bestellen« und konnte es kaum abwarten, bis mein Stirnband endlich ankommen würde.

Als das Päckchen endlich eintraf, setzte ich mich sofort auf mein Meditationskissen, hörte auf den Regen in meinen Kopfhörern und wartete auf die Vogelstimmen. Und in der Tat, irgendwann tauchte ein einsamer Vogel auf. Ich konnte mein Glück kaum fassen, und sofort verschwand der Vogel und der Regen setzte wieder ein. Mist! Ich versuchte wieder tiefer zu entspannen und wartete auf die Vögel.

Ein Gedanke drängte sich mir auf, während ich dem virtuellen Regen lauschte. Ein Gedanke, erst kaum wahrnehmbar, schließlich aber immer klarer: Genau das hier, was gerade auf meinem Meditationskissen passiert, widerspricht der Achtsamkeitsmeditation in allen Bereichen. Auch wenn das Biofeedback des Regens und der Vögel je nach Gehirnwellenaktivität zu einer tiefen Entspannung führen kann, entspricht das nicht der Meditationspraxis, die Gesundheit für Faule verspricht.

Achtsamkeitsmeditation ist eben nicht zielgerichtet oder wertend. Man kann nicht richtig oder falsch meditieren. Man ist nicht gut oder schlecht. Man ist vielleicht erfahren oder unerfahren, das aber jeweils ohne Wertung. Die Bewertung, die mit dem Stirnband erfolgt, hilft vielleicht, bestimmte Hirnaktivitäten zu erreichen, konterkariert allerdings denn Sinn der Achtsamkeitsmeditation: die nicht wertende Grundhaltung.

Es geht bei der Meditation nicht nur um die Zeit auf dem Kissen. Meditation hat vor allem Auswirkungen auf das übrige Leben, vergleichbar mit der Wirkung eines Muskeltrainings auf den Stoffwechsel, der auch nach den eigentlichen Übungen den restlichen Tag über noch verändert ist. Daher ist die formale Meditation keine Entspannungstechnik im herkömmlichen Sinn – sie geht deutlich darüber hinaus.

Einfach herumsitzen.

Wie funktioniert sie denn nun aber, die Achtsamkeitsmeditation? Und hier kommt das Einfachste der Welt, was wahrscheinlich aber das Schwerste ist: Einfach nur sitzen!

Wie vorhin schon angedeutet, gibt es verschiedene Formen der Achtsamkeitsmeditation. Vom Essen einer Rosine über das achtsame Laufen bis hin zur achtsamen Masturbation – es ist nahezu alles möglich. Eine klassische Form ist allerdings die Sitzmeditation, meine persönliche Lieblingsmeditation, denn Sitzen kommt mir als Faulem sehr entgegen. Lassen Sie uns also beginnen mit der Booster-Übung für Faule, dem achtsamen Sitzen.

Eigentlich ist es egal, wo Sie sitzen. Und es ist auch egal, welche Position Sie dabei einnehmen. Natürlich sieht es schick aus, wenn Sie im eleganten Lotussitz unter einem Apfelbaum meditieren und dabei ihr Kronen-Chakra in Richtung Sonne strecken – für den Erfolg der Achtsamkeitsmeditation ist das alles aber unerheblich. Es wäre allerdings schön, wenn Sie während der Meditation nicht einschlafen – deswegen ist Meditieren im Liegen häufig sehr schwierig. Viele Menschen nutzen die Zeit am Abend vor dem Einschlafen für eine Meditationssitzung (oder besser »Meditationsliegung«) – und schlafen prompt ein. Schön, wenn Sie so gut entspannen können, das Einschlafen verhindert allerdings die volle Wirkung der Meditation. Und die wollen Sie als Fauler schließlich ganz genießen.

Die Sitzmeditation

Ich persönlich liebe es, auf einem Meditationskissen zu sitzen. Dadurch wird mein Hinterteil etwas angehoben, was wiederum meinen Rücken entspannt. Es fällt mir dadurch leichter, eine gerade Haltung einzunehmen, was meine Atmung erleichtert und Verspannungen vorbeugt.

Das Kissen sollte nicht zu weich sein, weil Sie sonst einsinken. Und es sollte nicht zu hart sein, sonst können Sie gleich einen Felsbrocken nehmen (was im Notfall natürlich völlig angemessen wäre).

Gerade am Anfang reicht es, sich einen ruhigen Platz zu suchen und nicht mitten im Trubel des Lebens tiefe Ruhe finden zu wollen. Wenn Sie meditativ auf Ihrem Kissen sitzen, mag es am Anfang schon sehr ablenken, wenn die Kinder hinter Ihnen *Mindcraft* spielen oder der Hund Sie zum Gassigehen auffordert. Natürlich können Sie auch diese Wahrnehmungen in Ihre Meditation einbauen – aber alles zu seiner Zeit.

Setzen Sie sich einfach auf das Kissen (oder einen Stuhl oder den Boden oder einen Fels) und ... tun Sie nichts. Es klingt so einfach und es ist doch so unendlich schwer. Achtsamkeit bedeutet, bewusst das wahrzunehmen, was im jetzigen Moment ist, ohne es zu bewerten.

Nachdem Sie sich also hingesetzt haben, lenken Sie Ihre Aufmerksamkeit auf Ihren Atem. Unser Atem ist ein wunderbares Mittel, uns durch die Meditation zu begleiten. Beobachten Sie Ihren Atem, ohne ihn bewusst steuern zu wollen. Es geht nicht darum, besonders tief zu atmen oder besonders gut. Es geht überhaupt nicht darum, dass Sie atmen wollen, Sie atmen einfach automatisch. Schon Ihr ganzes Leben lang. Jetzt geht es darum, diesen Atem zu beobachten – völlig wertfrei.

Vielleicht atmen Sie noch relativ schnell, nachdem Sie sich gerade hingesetzt haben. Das können Sie wahrnehmen. Aber die Interpretation »Ich bin angestrengt oder aufgeregt, deswegen atme ich schnell« ist keine Wahrheit, sondern nur eine Interpretation. Und als solches dürfen Sie diese Interpretation wahrnehmen, aber auch gleich wieder loslassen.

Sie sehen schon, es dreht sich immer um das Gleiche: Werden Sie zum neutralen Beobachter. Meditation ist keine Zeit der Bewertung. Sie dürfen sich aus der Dualität von gut oder schlecht, schnell oder langsam, richtig oder falsch lösen.

FÜR FAULE, DIE ES GENAU WISSEN WOLLEN

Schocker: Es gibt Sie gar nicht!

Es geht in der Meditation gar nicht um Sie! Sie existieren nämlich gar nicht!
Die Geschichte, die Ihnen Ihr Gehirn über Sie selbst erzählt – der Film über Sie mit dem Hauptdarsteller Sie –, ist eine Illusion! Wann haben Sie angefangen zu existieren? Mit Ihrer Geburt? Was war denn in den Wochen davor, als Sie noch im Mutterleib waren? Gab es Sie da schon? Und waren Sie als Kind der gleiche Mensch, der Sie heute sind? Was macht Sie als Persönlichkeit überhaupt aus? Sind es die Zellen, aus denen Sie bestehen? Dann habe ich eine schlechte Nachricht für Sie: Allein Ihre Leber ist nach zwei Jahren komplett ersetzt worden – durch eine neue Leber. Ihre Fettzellen halten gerade einmal acht Jahre, dann ist auch die letzte von ihnen ausgetauscht worden.
Oder sind es die Gedanken und die Weltansichten, die Ihre Persönlichkeit ausmachen? Die unterschieden sich als Zehnjähriger auch bestimmt von denen, die Sie jetzt umtreiben.
Dass Sie eine kontinuierliche Existenz haben, ist eine Illusion. Auch dass Sie einen Anfang oder ein Ende hätten. Eine sehr wertvolle Illusion, ohne die wir unser Leben sicherlich nicht im Griff hätten. Aber letztendlich ist es nur eine Fantasie unseres Gehirns, das sich ebenfalls ständig selbst erneuert.

Erneuerungsrate unserer Zellen[14]

Zelltyp	Erneuerungsrate
Dünndarm-Epithel	2–4 Tage
Magen	2–9 Tage
Gebärmutterhals	6 Tage
Lungenbläschen	8 Tage
Geschmacksknospen	10 Tage
Blutplättchen	10 Tage
Osteoklasten	2 Wochen
Epidermiszellen	10–30 Tage
Luftröhre	1–2 Monate
Spermien	2 Monate
Osteoblasten	3 Monate
Rote Blutkörperchen	4 Monate
Leberzellen	0,5–1 Jahr
Fettzellen	8 Jahre
Skelett	10 Prozent/Jahr

Beobachten Sie im Sitzen Ihren Atem und nehmen Sie wahr, wie er sich anfühlt – ohne zu werten oder ihn beeinflussen zu wollen. Eine tolle Methode, die Ihnen helfen wird, ist das Zählen der Atemzüge. Beginnen Sie bei 1 und zählen Sie mit jedem Atemzug hoch. Achten Sie auch auf die Pausen zwischen dem Ein- und Ausatmen und dem Aus- und Einatmen.
Früher oder später werden Gedanken auftauchen. Wenn Sie das bemerken, nehmen Sie den Gedanken wahr, bewerten ihn nicht und lassen ihn gehen. Bewerten Sie auch nicht, dass ein Gedanke gekommen ist. Sie erinnern sich: Achtsamkeit bedeutet, bewusst das wahrzunehmen, was im jetzigen Moment ist, ohne es zu bewerten, und es ziehen zu lassen. Sich über einen Gedanken zu ärgern, ist, wie sich selbst einen bösen Brief zu schreiben – und sich dann über diesen Brief aufzuregen.

FÜR FAULE, DIE ES GENAU WISSEN WOLLEN

Wie im Kino

In der Regel glauben wir, dass wir aktiv unsere Gedanken lenken würden. Weit gefehlt! Wir steuern nicht aktiv den Film, der uns durch den Kopf geht. Vielmehr ist unser Unterbewusstsein für all die Bilder und Gefühle verantwortlich, die uns erfreuen oder plagen.
Und das Unterbewusstsein ist uns nicht bewusst – daher ja auch der Name. Noch bevor wir es mitbekommen, haben Teile unseres Gehirns schon viele Gedanken und Gefühle ausgehandelt – noch ehe wir sie denken oder fühlen. Und nur einige von ihnen gelangen als Gedankenblase in unser Bewusstsein. Dort nehmen wir sie wahr und hängen der Illusion nach, dass wir selbst diese Gedanken gerade ersponnen hätten.
Wenn Sie im Kino sitzen und sich einen Film anschauen, können Sie gemeinsam mit den Hauptdarstellern leiden, sich freuen, weinen oder erschreckt sein. Sie wissen allerdings die ganze Zeit über, dass es sich nur um einen Film handelt und nicht um Sie persönlich. Sie könnten sogar aufstehen und das Kino verlassen, wenn Sie es wollten.
Mit unseren Gedankenblasen ist es aber anders. Sie werden uns von unserem Unterbewussten wie ein Film vorgespielt, es fehlt uns allerdings die Erkenntnis, dass es sich bei den Gedanken nicht um uns handelt, sondern nur um Gedanken. Es geht auch bei den Gedanken nicht um Sie – denn es gibt Sie ja eigentlich gar nicht (wow, das klingt jetzt doch recht eso-

terisch, aber ich hoffe, Sie verstehen, was ich meine).
Bei der Meditation können Sie sich das Bild des Kinos zunutze machen und die Gedanken wie einen Film betrachten, der Sie letztendlich nicht betrifft und schon gar nicht der Wahrheit oder der Realität entspricht – egal, wie mächtig die Gedanken Ihnen gerade erscheinen.

Während Sie auf Ihrem Kissen sitzen, Ihren Atem beobachten und die Atemzüge zählen, kommen früher oder später Gedankenblasen in Ihr Bewusstsein. Es ist, als würden Sie an einem Fluss sitzen und das Treibgut betrachten, das an Ihnen vorbeischwimmt. Sie können den Fluss nicht beeinflussen oder das Treibgut festhalten. Betrachten Sie einfach, wie es weiterzieht, und nehmen Sie gedanklich Abschied davon – ohne dass es Sie berührt.

Immer wenn ein Gedanke in Ihnen auftaucht, fangen Sie wieder bei 1 an zu zählen. Ich selbst schaffe es zeitweise schon bis zur Zahl 3, bevor ich wieder von vorne anfangen muss. Aber auch diese Erfahrung muss ich loslassen

GEHEIMNISSE AUS DER FAULEN PRAXIS

Die Geschichte der Frau am Fluss

Zwei Mönche befinden sich auf einer Pilgerreise und kommen an einen Fluss mit einer starken Strömung. Am Ufer des Flusses steht eine hübsche junge Frau, die es anscheinend nicht schafft, den Fluss aus eigener Kraft zu überqueren.
Der alte und erfahrene Mönch zögert nicht. Er geht zu der jungen Frau, nimmt sie auf seine Schultern und trägt sie zum anderen Ufer hinüber. Die Frau lächelt ihn an, bedankt sich und geht ihres Weges.
Beide Mönche setzen ihren Weg der Pilgerreise fort. Der junge Mönch kann die Situation aber nicht mehr aus seinen Gedanken bekommen und grübelt. Nach einigen Stunden kann er nicht mehr an sich halten und sagt wütend: »Du wusstest doch, dass es uns Mönchen nicht erlaubt ist, Frauen anzufassen! Wieso hast du das gemacht? Wieso hast du gegen unsere Regel verstoßen?«
Der alte Mönch hört sich die Vorwürfe des wütenden jungen Mönches an. Nach einer Zeit antwortet er: »Ich habe die Frau vor Stunden am Rand des Ufers zurückgelassen. Warum trägst du sie immer noch mit dir herum?«

und nicht bewerten. Ich sagte ja: Die schwerste einfachste Sache der Welt. Beginnen Sie mit fünf Minuten Sitzmeditation zu festen Zeiten, um eine Meditationsroutine zu bekommen. Sie können die Dauer später noch verlängern, aber geben Sie sich Zeit zu lernen. Sie werden sehen, dass Ihr Affengehirn immer ruhiger werden wird, während sich Ihr Gehirn langsam umbaut.

Aber auch außerhalb der formalen Meditationssitzungen wird sich Ihr Default Mode Network immer weniger häufig melden. Und Sie werden glücklicher sein, denn Ihr Glücksempfinden hängt, wie bereits besprochen, eng mit der Aktivität des DMN zusammen. Ihr Stress wird abnehmen und viele gesundheitsfördernde Prozesse werden im Körper ablaufen, ohne dass Sie das bewusst steuern müssten. Das ist Gesundheit für Faule.

FÜR FAULE, DIE ES GENAU WISSEN WOLLEN

Warum Meditation sogar unsere Schnürsenkel verändert

Bislang sprachen wir immer davon, dass Achtsamkeitsmeditation die Strukturen in unserem Gehirn verändern kann und wir dadurch glücklicher werden. Und wir sprachen davon, dass Stress nicht gut für unsere Gesundheit ist und die Meditation auch da Abhilfe schaffen kann. Aber Meditation kann noch mehr: Sie kann sogar unsere Gene verändern und uns länger leben lassen.

Aber von Anfang an: Jede unserer Zellen teilt sich im Leben mehrfach. Dadurch wird unser Gewebe erneuert und regeneriert sich. Je reibungsloser dieser Prozess verläuft, umso langsamer altert das Gewebe und damit der Mensch.

Die Gene in den Zellen liegen in den sogenannten Chromosomen in unseren Zellkernen. Und diese Chromosomen haben an ihren Enden die sogenannten *Telomere*. Man kann sich die Telomere wie die Endstücke von Schnürsenkeln vorstellen, dort, wo diese kleinen Plastikhüllen sind. Bei den Schnürsenkeln verhindert das Plastik das Ausfransen des Stoffes, und auch bei unseren Chromosomen wirken die Telomere wie Schutzkappen. Mit jeder Zellteilung werden diese Schutzkappen kürzer und die Zelle altert. Mit vierzig Jahren haben wir schon ungefähr ein Drittel unserer Telomere verloren, ein über 60-Jähriger hat nur noch ungefähr die Hälfte. Wenn die Telomere aufgebraucht sind, kann sich die Zelle schließlich nicht mehr teilen. Einige Wissenschaftler bezeichnen die Telomere als die »Zündschnur des Todes«.

Es gibt aber auch hoffnungsfrohe Nachrichten, denn die Telomere können auch wieder wachsen. Und wie bringen wir sie dazu? Tataa: durch Achtsamkeitsmeditation!

Achtsamkeit verändert also nicht nur unsere Wahrnehmung, sie ist auch ein wahrer Jungbrunnen.

20 Warum wir einfach so tun sollten, als ob

Und so biege ich links in den Feldweg ab, der mich von der Praxis nach Hause bringt. Die Sonne geht über den gelben Maisfeldern Brandenburgs unter und taucht die Landschaft in schmeichelhafte Farben. »So macht Laufen Spaß«, denke ich mir. Und darum geht es. Denn nur wenn wir an einer Sache Freude empfinden, werden wir sie mit der notwendigen Ernsthaftigkeit weiterverfolgen.

Nun ist im Leben nicht alles nur Spaß und Freude. Ich bin aber immer wieder darüber erstaunt, wie mir anfänglich unangenehme Dinge im Laufe der Zeit trotzdem Freude bereitet haben. Nie hätte ich als Laufanfänger gedacht, dass ich eines Tages stundenlang durch die Landschaft renne und dabei auch noch ein Lächeln auf den Lippen habe und leise »Mehr davon!« flüstere.

Am Anfang meiner Läuferkarriere war das Joggen alles andere als freudvoll. Es tat einfach weh und war teilweise so anstrengend, dass ich mich lieber am Rand des Weges übergeben hätte, als weiterzulaufen. Ich wollte aber unbedingt ein Läufer sein. Ich hatte so viele Geschichten über Ultraläufer gelesen, die über Tage hinweg rannten, meist durch unwegsame und abenteuerliche Gegenden unserer Welt, sodass ich das unbedingt auch erleben wollte. Andere Menschen lesen Jules Verne und träumen vom Meer, ich lese Scott Jurek und träume vom Death Valley. Im Geiste war ich schon Ultraläufer, als ich gerade einmal 5 km am Stück laufen konnte. Aber eines Tages ist es passiert. Irgendwann glaubte mir mein Gehirn, dass ich Läufer sei. Ich habe es ihm anscheinend häufig genug vorgespielt. Eines Morgens dachte es wahrscheinlich: »Okay. Wenn dieser Typ, in dessen Kopf ich mich befinde, hier jeden Tag wie ein Bekloppter rennt, dann kann das nur eins bedeuten: Er ist Läufer. Und wenn er Läufer ist, dann sind wir es beide. Dann bin ich das Gehirn eines Läufers.« Boom! Es war passiert. Wirklich von einem Tag auf den anderen. Ich habe einfach nur lange genug so getan, als ob, und plötzlich ist es wahr geworden.

Vielleicht kennen Sie den Spruch »Fake it until you make it« – also: »Tu so, als ob, irgendwann kannst du es.« Bei mir ist damals allerdings noch mehr passiert. Es war eher »Fake it until you become it« – also: »Tu so, als ob, irgendwann wirst du es.«

Etwas zu sein ist leichter, als etwas zu machen. Wenn eine Tatsache zu einem integralen Bestandteil der Persönlichkeit geworden ist, gibt es keinen Kampf mehr. Zumindest nicht, wenn man mit der Tatsache Frieden schließt. Und da ich Läufer sein wollte, fand ich es prima, dass ich plötzlich Läufer war.

Ich bin fest davon überzeugt, dass dieses »Fake it until you become it« nicht nur bei mir und nicht nur beim Laufen funktioniert. Wir müssen neue Gewohnheiten nur häufig genug einüben, bis sie sich verselbstständigen. Leider reichen hierfür nicht nur einige Tage oder Wochen aus. Es dauert nicht selten mehrere Monate oder gar Jahre, bis wir sozusagen ein anderer Mensch werden. Es wäre ja auch eine Katastrophe, wenn sich unser Körper jede neue Gewohnheit gleich zu eigen machen würde. Stellen Sie sich nur den Italienurlaub vor und die Zeit danach, in der Sie verzweifelt Meeresfrüchte und Spaziergänge am Strand vermissen. Wir brauchen eine gewisse Homöostase in unserem Körper, also die Gewissheit, dass morgen noch vieles so ist wie heute. Einen Tag über die Stränge zu schlagen, macht uns nicht dick, einen Tag fasten aber auch nicht schlank.

Es ist gut, dass unser Körper nicht auf jede Veränderung gleich mit starken Anpassungen reagiert. Es ist gut, dass unsere Persönlichkeit eine gewisse Verlässlichkeit und Konstanz bewahrt. Aber es ist auch großartig, dass wir mit einem gewissen Aufwand und einer gewissen Beharrlichkeit bis ins hohe Alter hinein plastisch bleiben. Wir können uns verändern und wir können das in einem gewissen Rahmen sogar selber bestimmen.

Gesundheit für Faule nutzt genau diese Anpassungsfähigkeit unseres Körpers an gesetzte Reize und will gezielt positive Veränderungen bewirken. *Gesundheit für Faule* will aber auch den Spaß am Leben bewahren – denn wir haben nur ein einziges Leben. Jenseits des in den letzten Jahren in Mode gekommenen Optimierungswahns gilt es, die Balance zu finden zwischen dem Machbaren und dem sinnvoll zu Machenden.

Auch wenn wir in diesem Buch nun am Ende angekommen sind, geht die Reise jetzt eigentlich erst los. Lebenslang werden wir kleine und große Reize setzen, um den Körper in die Richtung zu bewegen, wo wir ihn gerne hätten. Und wir sollten das mit großer Klugheit tun und die Verantwortung hierfür nicht an Dritte abgeben. Denn wir sind der Captain über unseren Körper und letztendlich sind es auch wir, die mit und in ihm leben müssen.

Spielen Sie Ihrem Gehirn also vor, dass Sie ein Mensch sind, der seine VO2max trainiert und seine Muskulatur mit Kraftausdauer in Schwung hält. Tun Sie so, als ob Sie ein aktives Leben voller Bewegung führen und Muskelkater als eine Auszeichnung verstehen. Geben Sie vor, dass Sie immer wieder mal im Hier und Jetzt leben und sich aus Grübelattacken selber befreien können. Und wiederholen Sie tagtäglich die liebevoll zugewandte und verzeihende Aufmerksamkeit zu Ihrem Leben und Ihren Mitmenschen.

Irgendwann wird Ihr Gehirn Ihnen Glauben schenken. Irgendwann werden Sie sich selber Glauben schenken. Und irgendwann werden Sie sagen: Das ist alles gar nicht anstrengend, weil ich es selber bin.

Ich wünsche uns viel Spaß auf unserem gemeinsamen Weg. Dem Weg der Gesundheit für Faule.

Ihr Dr. Carsten Lekutat

Literatur

Amarasekera, A. T.; Chang, D.: »Buddhist meditation for vascular function: a narrative review«. In: *Integrative Medicine Research*, *8*(4), 252–256 (2019). https://doi.org/10.1016/j.imr.2019.11.002

Arem, H.; Moore, S. C.; Patel, A. et al.: »Leisure time physical activity and mortality: A detailed pooled analysis of the dose-response relationship«. In: *JAMA Internal Medicine*, *175*(6), 959–967 (2015). https://doi.org/10.1001/jamainternmed.2015.0533

Bezerra, P.; Zhou, S.; Crowley, Z. et al.: »Effects of unilateral electromyostimulation superimposed on voluntary training on strength and cross-sectional area«. In: *Muscle and Nerve*, *40*(3), 430–437 (2009). https://doi.org/10.1002/mus.21329

Boyatzis, R. E.; Rochford, K; Jack, A. I.: »Antagonistic neural networks underlying differentiated leadership roles«. In: *Frontiers in Human Neuroscience*, *8* (MAR) (2014). https://doi.org/10.3389/fnhum.2014.00114

Brewer, J. A.; Worhunsky, P. D.; Gray, J. R. et al.: »Meditation experience is associated with differences in default mode network activity and connectivity«. *Proceedings of the National Academy of Sciences of the United States of America*, *108*(50), 20254–20259 (2011). https://doi.org/10.1073/pnas.1112029108

Cleven, L.; Krell-Roesch, J.; Nigg, C. R. et al.: »The association between physical activity with incident obesity, coronary heart disease, diabetes and hypertension in adults: A systematic review of longitudinal studies published after 2012«. In: *BMC Public Health*, *20*(1), 1–15 (2020). https://doi.org/10.1186/s12889-020-08715-4

Colibazzi, T.: »Journal Watch Review of The neuroscience of mindfulness meditation«. In: *Journal of the American Psychoanalytic Association*, *63*(6), 1247–1248 (2015). https://doi.org/10.1177/0003065115620407

Creswell, J. D.: »Mindfulness Interventions«. In: *Annual Review of Psychology*, *68*(September), 491–516 (2017). https://doi.org/10.1146/annurev-psych-042716-051139

Dunn, C.; Haubenreiser, M.; Johnson, M. et al.: »Mindfulness Approaches and Weight Loss, Weight Maintenance, and Weight Regain«. In: *Current Obesity Reports*, 7(1), 37–49 (2018). https://doi.org/10.1007/s13679-018-0299-6

Gebel, K.; Ding, D.; Chey, T. et al.: »Effect of moderate to vigorous physical activity on all-cause mortality in middle-aged and older Australians«. In: *JAMA Internal Medicine*, *175*(6), 970–977 (2015). https://doi.org/10.1001/jamainternmed.2015.0541

Graser, J.; Stangier, U.: »Compassion and Loving-Kindness Meditation: An Overview and Prospects for the Application in Clinical Samples«. In: *Harvard Review of Psychiatry*, *26*(4), 201–215 (2018). https://doi.org/10.1097/HRP.0000000000000192

Grossman, P.; Niemann, L.; Schmidt, S. et al.: »Mindfulness-based stress reduction and health benefits: A meta-analysis«. In: *Journal of Psychosomatic Research*, *57*(1), 35–43 (2004). https://doi.org/10.1016/S0022-3999(03)00573-7

Heidenreich, T.; Michalak, J.: »Achtsamkeit («mindfulness») als Therapieprinzip in Verhaltenstherapie und Verhaltensmedizin«. In: *Verhaltenstherapie*, *13*(4), 264–274 (2003). https://doi.org/10.1159/000075842

Hupin, D.; Roche, F.; Gremeaux, V. et al.: »Even a low-dose of moderate-to-vigorous physical activity reduces mortality by 22% in adults aged ≥60 years: A systematic review and meta-analysis«. In: *British Journal of Sports Medicine*, *49*(19), 1262–1267 (2015). https://doi.org/10.1136/bjsports-2014-094306

Iwayama, K.; Kawabuchi, R.; Nabekura, Y. et al.: »Exercise before breakfast increases 24-h fat oxidation in female subjects«. In: *PLoS ONE*, *12*(7), 1–11 (2017). https://doi.org/10.1371/journal.pone.0180472

Jekauc, D.; Wäsche, H.; Mess, F. et al.: »Soziale Determinanten der Aufnahme und Aufrechterhaltung der Sportteilnahme im mittleren und späten Erwachsenenalter«. In: *Sport und Gesellschaft*, *15*(2–3), 251–282 (2019). https://doi.org/10.1515/sug-2018-0012

Kemmler, W.; Froehlich, M.; von Stengel, S. et al.: »Ganzkörper-Elektromyostimulation – Eine Richtlinie zur sicheren und effektiven Anwendung«. In: *Deutsche Zeitschrift für Sportmedizin*, *67*(9), 218–221 (2016). https://doi.org/10.5960/dzsm.2016.246

Keng, S. L.; Smoski, M. J.; Robins, C. J.: »Effects of mindfulness on psychological health: A review of empirical studies«. In: *Clinical Psychology Review*, *31*(6), 1041–1056 (2011). https://doi.org/10.1016/j.cpr.2011.04.006

Killingsworth, M. A.; Gilbert, D. T.: »A wandering mind is an unhappy mind«. In: *Science*, *330*(6006), 932 (2010). https://doi.org/10.1126/science.1192439

Klika, B.; Jordan, C.: »High-Intensity Circuit Training Using Body Weight: Maximum Results With Minimal Investment«. In: *ACSM's Health & Fitness Journal*, *17*(3), 8–13 (2013). doi: 10.1249/FIT.0b013e31828cb1e8

Kohut, S. A.; Stinson, J.; Davies-Chalmers, C. et al.: »Mindfulness-Based Interventions in Clinical Samples of Adolescents with Chronic Illness: A Systematic Review«. In: *Journal of Alternative and Complementary Medicine (New York, N.Y.)*, *23*(8), 581–589 (2017). https://doi.org/10.1089/acm.2016.0316

Lacaille, J.; Sadikaj, G.; Nishioka, M. et al.: Daily Mindful Responding Mediates the Effect of Meditation Practice on Stress and Mood: The Role of Practice Duration and Adherence. *Journal of Clinical Psychology*, *74*(1), 109–122 (2018). https://doi.org/10.1002/jclp.22489

Law, Timothy D.; Clark, Leatha A.; Clark, Brian C.: »Resistance Exercise to Prevent and Manage Sarcopenia and Dynapenia«. In: *Physiology & Behavior*, *176*(3), 139–148 (2019). https://www.ncbi.nlm.nih.gov/pmc/articles/PMC4849483/

Lear, S. A.; Hu, W.; Rangarajan, S. et al.: The effect of physical activity on mortality and cardiovascular disease in 130 000 people from 17 high-income, middle-income, and low-income countries: the PURE study. *The Lancet*, *390*(10113), 2643–2654 (2017). https://doi.org/10.1016/S0140-6736(17)31634-3

Majeed, M. H.; Ali, A. A.; Sudak, D. M.: »Mindfulness-based interventions for chronic pain: Evidence and applications«. In: *Asian Journal of Psychiatry, 32*, 79–83 (2018). https://doi.org/10.1016/j.ajp.2017.11.025

Mattar, L.; Farran, N.; Bakhour, D.: »Effect of 7-minute workout on weight and body composition«. In: *Journal of Sports Medicine and Physical Fitness, 57*(10), 1299–1304 (2017). https://doi.org/10.23736/S0022-4707.16.06788-8

Mcrae, G.; Payne, A.; Zelt, J. G. E. et al.: »Extremely low volume, whole-body aerobic- resistance training improves aerobic fitness and muscular endurance in females«. In: *Applied Physiology, Nutrition and Metabolism, 37*(6), 1124–1131 (2012). https://doi.org/10.1139/H2012-093

Mooneyham, B. W.; Mrazek, M. D.; Mrazek, A. J. et al.: »Signal or noise: Brain network interactions underlying the experience and training of mindfulness«. In: *Annals of the New York Academy of Sciences, 1369*(1), 240–256 (2016). https://doi.org/10.1111/nyas.13044

Moore, S. C.; Patel, A. V.; Matthews, C. E. et al.: »Leisure Time Physical Activity of Moderate to Vigorous Intensity and Mortality: A Large Pooled Cohort Analysis«. In: *PLoS Medicine, 9*(11) (2012). https://doi.org/10.1371/journal.pmed.1001335

Ong, J. C.; Manber, R.; Segal, Z. et al.: »A randomized controlled trial of mindfulness meditation for chronic insomnia«. In: *Sleep, 37*(9), 1553–1563 (2014). https://doi.org/10.5665/sleep.4010

Ooi, S. L.; Giovino, M.; Pak, S. C.: »Transcendental meditation for lowering blood pressure: An overview of systematic reviews and meta-analyses«. In: *Complementary Therapies in Medicine, 34*(July), 26–34 (2017). https://doi.org/10.1016/j.ctim.2017.07.008

Pano-Rodriguez, A.; Beltran-Garrido, J. V.; Hernández-González, V. et al.: »Effects of whole-body ELECTROMYOSTIMULATION on health and performance: A systematic review«. In: *BMC Complementary and Alternative Medicine, 19*(1), 1–14 (2019). https://doi.org/10.1186/s12906-019-2485-9

Perazzo, J: »Meditation: A Strategy with Promise in Chronic Disease«. In: *Journal of Cardiovascular Nursing, 33*(2), 135–136 (2018). https://doi.org/10.1097/JCN.0000000000000434

Piercy, K. L.; Troiano, R. P.; Ballard, R. M. et al.: »The physical activity guidelines for Americans«. In: *JAMA – Journal of the American Medical Association, 320*(19), 2020–2028 (2018). https://doi.org/10.1001/jama.2018.14854

Pilgrim, K.; Bohnet-Joschko, S.: »Selling health and happiness how influencers communicate on Instagram about dieting and exercise: Mixed methods research«. In: *BMC Public Health, 19*(1), 1–9 (2019). https://doi.org/10.1186/s12889-019-7387-8

Raichle, M. E.: »Hirnforschung. Im Kopf herrscht niemals Ruhe. Was Neurophysiologen bisher übersehen haben«. In: *Spektrum der Wissenschaft*. S. 60–66 (2010).

Raichle, M. E.; MacLeod, A. M.; Snyder, A. Z. et al.: »A default mode of brain function«. In: *Proceedings of the National Academy of Sciences of the United States of America, 98*(2), 676–682 (2001). https://doi.org/10.1073/pnas.98.2.676

Ramita, Bonadonna: »Meditation's impact on chronic illness«. In: *Holistic Nursing Practice, 17*(6), 309–319 (2003). https://journals.lww.com/hnpjournal/Abstract/2003/11000/Meditation_s_Impact_on_Chronic_Illness.6.aspx

Reiner, M.; Niermann, C.; Jekauc, D. et al.: »Long-term health benefits of physical activity – A systematic review of longitudinal studies«. In: *BMC Public Health*, *13*(1), 1–9 (2013). https://doi.org/10.1186/1471-2458-13-813

Schmidt, S.: »Was ist Achtsamkeit? Herkunft, Praxis und Konzeption«. In: *Sucht*, *60*(1), 13–19 (2014). https://doi.org/10.1024/0939-5911.a000287

Schmidt, S. C. E.; Tittlbach, S.; Bös, K. et al.: »Different Types of Physical Activity and Fitness and Health in Adults: An 18-Year Longitudinal Study«. In: *BioMed Research International*, *2017* (2017). https://doi.org/10.1155/2017/1785217

Schnaubelt, S.; Hammer, A.; Koller, L. et al.: »Meditation and Cardiovascular Health: What is the Link?«. In: *European Cardiology Review*, *14*(3), 161–164 (2019). https://doi.org/10.15420/ecr.2019.21.2

Segar, M. L.; Guérin, E.; Phillips, E. et al.: »From a Vital Sign to Vitality: Selling Exercise So Patients Want to Buy It«. In: *Current Sports Medicine Reports*, *15*(4), 276–281 (2016). https://doi.org/10.1249/JSR.0000000000000284

Simkin, D. R.; Black, N. B.: »Meditation and mindfulness in clinical practice«. *Child and Adolescent Psychiatric Clinics of North America*, *23*(3), 487–534 (2014). https://doi.org/10.1016/j.chc.2014.03.002

Slettalokken, Gunnar; Ronnestad, Bent R.: »High-intensity interval training every second week maintains VO2max in soccer players during off-season«. In: *J Strength Cond Res*. *28*(7):1946–51 (2014). https://doi: 10.1519/JSC.0000000000000356

Smirmaul, B. P. C.; Bertucci, D. R.; Teixeira, I. P.: »Is the VO2max that we measure really maximal?«. In: *Frontiers in Physiology*, *4 AUG*(August), 1–5 (2013). https://doi.org/10.3389/fphys.2013.00203

Strasser, B.; Burtscher, M.: »Survival of the fittest: VO2max, a key predictor of longevity?«. In: *Frontiers in Bioscience – Landmark*, *23*(8), 1505–1516 (2018). https://doi.org/10.2741/4657

Strauss, G. R.: »The Effect of Different Electro-Motor Stimulation Training Intensities on Strength Improvement«. In: *Australian Journal of Physiotherapy*, *34*(3), 151–164 (1988). https://doi.org/10.1016/S0004-9514(14)60607-3

Tang, Y. Y.; Hölzel, B. K.; Posner, M. I.: »The neuroscience of mindfulness meditation«. In: *Nature Reviews Neuroscience*, *16*(4), 213–225 (2015). https://doi.org/10.1038/nrn3916

Tang, Y. Y.; Leve, L. D.: »A translational neuroscience perspective on mindfulness meditation as a prevention strategy«. In: *Translational Behavioral Medicine*, *6*(1), 63–72 (2016). https://doi.org/10.1007/s13142-015-0360-x

Tittlbach, S.; Bös, K.; Woll, A. et al.: »Nutzen von sportlicher Aktivität im Erwachsenenalter. Eine Längsschnittstudie über 10 Jahre«. In: *Bundesgesundheitsblatt – Gesundheitsforschung – Gesundheitsschutz*, *48* (8), 891–898 (2005). https://doi.org/10.1007/s00103-005-1106-6

Tittlbach, S. A.; Jekauc, D.; Schmidt, S. C. E. et al.: »The relationship between physical activity, fitness, physical complaints and BMI in German adults–results of a longitudinal study«. In:

European Journal of Sport Science, *17*(8), 1090–1099 (2017). https://doi.org/10.1080/17461391.2017.1347963

Van der Velden, A. M.; Roepstorff, A.: »Neural mechanisms of mindfulness meditation: Bridging clinical and neuroscience investigations«. In: *Nature Reviews Neuroscience*, *16*(7), 439 (2015). https://doi.org/10.1038/nrn3916-c1

Warburton, D.; Charlesworth, S.; Ivey, A. et al.: »A systematic review of the evidence for Canada's Physical Activity Guidelines for Adults«. In: *International Journal of Behavioral Nutrition and Physical Activity*, 7(1), 1–220 (2016). https://doi.org/10.14288/1.0223098

Warburton, D. E. R.; Bredin, S. S. D.: »Health benefits of physical activity: A systematic review of current systematic reviews«. In: *Current Opinion in Cardiology*, *32*(5), 541–556 (2017). https://doi.org/10.1097/HCO.0000000000000437

Warburton, D. E. R.; Bredin, S. S. D.: »Reflections on Physical Activity and Health: What Should We Recommend?«. In: *Canadian Journal of Cardiology*, *32*(4), 495–504 (2016). https://doi.org/10.1016/j.cjca.2016.01.024

Wasfy, M. M.; Baggish, A. L.: »Exercise Dose in Clinical Practice«. In: *Circulation*, *133*(23), 2297–2313 (2016). https://doi.org/10.1161/CIRCULATIONAHA.116.018093

Wheeler, M. S.; Arnkoff, D. B.; Glass, C. R.: »What is being studied as mindfulness meditation?«. In: *Nature Reviews Neuroscience*, *17*(1), 59 (2016). https://doi.org/10.1038/nrn.2015.6

Wisloff, U.; Nilsen, T. I. L.; Droyvold et al.: »A single weekly bout of exercise may reduce cardiovascular mortality: How little pain for cardiac gain? ›The HUNT study, Norwayâ‹«. In: *European Journal of Preventive Cardiology*, *13*(5), 798–804 (2006). https://doi.org/10.1097/01.hjr.0000216548.84560.ac

Zeidan, F.; Emerson, N. M.; Farris, S. R. et al.: »Mindfulness meditation-based pain relief employs different neural mechanisms than placebo and sham mindfulness meditation-induced analgesia«. In: *Journal of Neuroscience*, *35*(46), 15307–15325 (2015). https://doi.org/10.1523/JNEUROSCI.2542-15.2015

[alle Webseiten abgerufen am 18. November 2020; Anm. d. Red.]

Endnoten

1 Moderate Belastungen mit 3–5 MET Quelle: TU-München. Zentrum für Prävention und Sportmedizin: »Prävention: die richtige Dosis Alltagsaktivität und körperliches Training«. In: *Gesundheitssport;* https://www.sport.mri.tum.de/de/downloads.html?file=files/content/downloads/Sportmedizin%20TUM_Broschuere%20Gesundheitssport.pdf (abgerufen am 9. November 2020)

2 Ebd.

3 Gebel K, Ding D, Chey T, Stamatakis E, Brown WJ, Bauman AE: »Effect of Moderate to Vigorous Physical Activity on All-Cause Mortality in Middle-aged and Older Australians«. In: *JAMA Intern Med.* 2015;175(6):970–977. doi:10.1001/jamainternmed.2015.0541 (abgerufen am 9. November 2020)

4 Vgl. Warburton DE, Bredin S: »Reflections on Physical Activity and Health: What Should We Recommend?« In: *Can J Cardiol.* 2016;32(4):495–504. doi.org/10.1016/j.cjca.2016.01.024 (abgerufen am 9. November 2020)

5 Ebd.

6 Vgl. Warburton DE, Charlesworth S, Ivey A, Nettlefold L, Bredin SS: »A systematic review of the evidence for Canada's Physical Activity Guidelines for Adults«. In: *Int J Behav Nutr Phys Act* 2010;7:39. doi: 10.1186/1479-5868-7-39 (abgerufen am 9. November 2020)

7 https://www.scinexx.de/businessnews/muskelabbau-im-alter-ist-eine-deutlich-unterschaetzte-gefahr/ (abgerufen am 10. November 2020)

8 Vgl. Slettaløkken G, Rønnestad BR: »High-intensity interval training every second week maintains VO2max in soccer players during off-season«. In: *J Strength Cond Res.* 2014;28(7):1946-1951. doi: 10.1519/JSC.0000000000000356 (abgerufen am 13. November 2020)

9 Klika, B., Jordan, C: *HIGH-INTENSITY CIRCUIT TRAINING USING BODY WEIGHT: Maximum Results With Minimal Investment*. In: *ACSM's Health & Fitness Journal* (2013). doi: 10.1249/FIT.0b013e31828cb1e8 (abgerufen am 13. November 2020)

10 Killingsworth, M. A.; Gilbert, D. T.: »A wandering mind is an unhappy mind«. In: *Science*, 330(6006), 932 (2010). https://doi.org/10.1126/science.1192439 (abgerufen am 14. November 2020)

11 McCormick, E. M.; Telzer, E. H.: »Contributions of default mode network stability and deactivation to adolescent task engagement«. In: *Scientific Reports* 8, (18049) (2018). https://www.nature.com/articles/s41598-018-36269-4 (abgerufen am 14. November 2020)

12 https://pubmed.ncbi.nlm.nih.gov/?term=mindfulness (abgerufen am 17. November 2020)

13 Vgl. Schmidt, S.: »Was ist Achtsamkeit? Herkunft, Praxis und Konzeption«. In: *Sucht*, *60* (1), 13–19 (2014). https://doi.org/10.1024/0939-5911.a000287

14 Apfel, P.: »Alle paar Jahre erneuert sich der Körper. Der Sieben-Jahres-Mythos: Sie sind viel jünger als Sie glauben«. In: FOCUS Online. https://www.focus.de/gesundheit/ratgeber/verdauung/alle-paar-jahre-erneuert-sich-der-koerper-der-sieben-jahres-mythos-sie-sind-viel-juenger-als-sie-glauben_id_5238290.html (abgerufen am 15. November 2020)

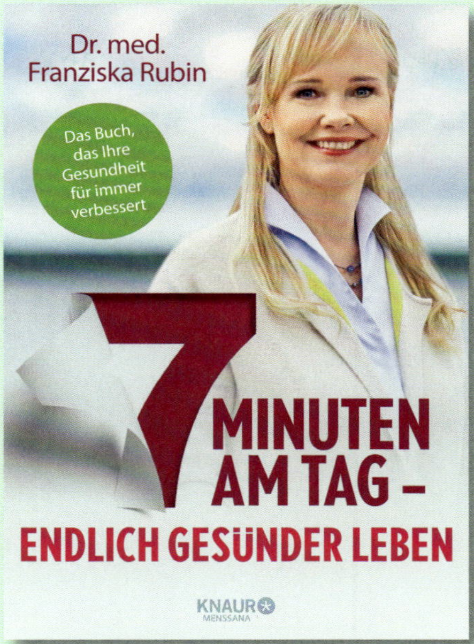
Dr. med.
Franziska Rubin
Das Buch, das Ihre Gesundheit für immer verbessert
7 MINUTEN AM TAG –
ENDLICH GESÜNDER LEBEN
KNAUR
MENSSANA